JOHANNES HUBER
BERND ÖSTERLE

Die Anti-Aging-Revolution

GOLDMANN

Buch

Dieses Buch bringt sie auf den aktuellen Stand der Anti-Aging-Forschung und hilft Ihnen, jung zu bleiben. Die Anti-Aging-Medizin liefert spektakuläre neue Arbeitsergebnisse. Sie baut körpereigene Substanzen nach, die unsere Zellen reparieren oder aus verbrauchten Molekülen Bausteine für neue gewinnen. Doch welche Substanzen sind das? Welche kommen auch natürlich vor? Und vor allem: Wie können wir sie für uns nutzen? Diese Fragen beantwortet der Arzt und Bestsellerautor Prof. Dr. Dr. Johannes Huber in diesem Buch. Zusammen mit dem Personal Trainer Bernd Österle zeigt er, wie leicht regelmäßiges Fasten als besonders wirksame Anti-Aging-Technik funktioniert und noch dazu Spaß macht, welche modernen Appetitzügler zur Verfügung stehen und welche Lebensmittel wir unbedingt meiden sollten, wenn wir jung bleiben wollen.

Autoren

Prof. Dr. Dr. Johannes Huber studierte Theologie und Medizin. Er war Leiter der klinischen Abteilung für gynäkologische Endokrinologie im Wiener Allgemeinen Krankenhaus. Er ist in Wien und München als Arzt tätig, seine Vorträge machten ihn im gesamten deutschsprachigen Raum bekannt.

Bernd Österle, geboren 1974 in Vandans, Vorarlberg, ist Personal Trainer, 7-facher Mr. Universum und mehrfacher Buchautor. Zu seinen Kunden gehören viele Spitzen der internationalen Wirtschaft, Prinzessinnen, Unternehmer und Hoteliers.

JOHANNES HUBER
BERND ÖSTERLE

DIE ANTI-AGING REVOLUTION

Spielend schlank.
Länger jung.

Die neue Methode
für natürliches Intervallfasten

Aufgezeichnet von
Andrea Fehringer und Thomas Köpf

GOLDMANN

Sollte diese Publikation Links auf Webseiten Dritter enthalten, so übernehmen wir für deren Inhalte keine Haftung, da wir uns diese nicht zu eigen machen, sondern lediglich auf deren Stand zum Zeitpunkt der Erstveröffentlichung verweisen.

MIX
Papier | Fördert gute Waldnutzung
FSC® C014496

Penguin Random House Verlagsgruppe FSC® N001967

1. Auflage
Vollständige Taschenbuchausgabe April 2023

in der Penguin Random House Verlagsgruppe GmbH,
Neumarkter Straße 28, 81673 München
Umschlag: UNO Werbeagentur, München
unter Verwendung der Gestaltung von Isabella Starowicz
Satz: Lucas Reisigl
Druck und Bindung: GGP Media GmbH, Pößneck
Printed in Germany
SC · IH
ISBN 978-3-442-17948-0

www.goldmann-verlag.de

INHALT

I

NEUNZIG JAHRE LEICHTIGKEIT

DAS SCHÖNE GESICHT DES VERZICHTS

In ihrem Blick lag etwas Hungriges. »Wellness?«, fragte sie. »Was ist das, Herr Doktor?«

Edwin Albrich legte seine goldene Füllfeder beiseite. »Ein neues Konzept, müssen Sie wissen. Ich habe es in Amerika studiert. Wellness ist eine Gesundheitslehre.«

»Ach.« Annelie Leichtfried hob die Augenbrauen.

Doktor Albrich nickte, während ein Bündel Sonnenstrahlen durchs Fenster auf den Obstkorb fiel, der auf seinem Mahagonitisch stand. Ein Korb voll rotgelber Äpfel mit ein paar Orangen aus Jaffa. »Ja. Wellness beinhaltet Heilgymnastik. Saunagänge. Wasser-, Bäder- und Wärmekuren. Massagen, Ultraschall- und Elektrotherapien, dazu Wanderungen. Auch Holzhacken. Kann ich Ihnen nur raten.«

»Holzhacken hilft gegen meine Gelbsucht?«, fragte Annelie, sie litt daran seit der Geburt ihres ersten Sohnes.

»Aus einer gesamtgesundheitlichen Betrachtung, ja«, sagte der Arzt und faltete die Hände. »Ich würde es eher als naturnahe Heilkunst sehen. Wellness basiert auf einer gesunden Ernährung, kombiniert mit ausreichend Schlaf und viel Bewegung, am besten natürlich an der frischen Luft. Das alles gepaart mit neuesten Erkenntnissen aus der Schulmedizin.«

Edwin Albrich, Arzt aus dem Montafon, genoss in Medizinerkreisen höchstes Ansehen, war rund um den Globus bekannt und galt als Pionier mit Stethoskop. Damals, im Jahr 1950, stand sein Name für eine Art zu denken, die als ebenso revolutionär wie exotisch galt.

»Und was soll ich jetzt tun, Herr Doktor?« Annelie Leichtfried dachte, der Mann im weißen Kittel würde ihr ein Rezept schreiben, stattdessen bekam sie einen Rat.

»Wenn Sie wirklich etwas für sich und Ihr Leben machen wollen, dann essen Sie niemals Pommes frites und diesen ganzen ungesunden Fraß. Kein Grillfleisch, wenig Zucker. Nach Möglichkeit auch keine Wurst. Und schon gar nichts Gebackenes. Die Panade bringt Sie früher ins Grab, als Ihnen lieb ist. Dafür viel Gemüse und Obst. Wenn es geht, immer frisch kochen, und achten Sie auf die Qualität der Zutaten.«

Die Kuranstalt Montafon, Österreichs modernster Kurbetrieb in den Fünfzigerjahren, war auf Doktor Albrichs Betreiben in Schruns in Vorarlberg erbaut worden und zog Berühmtheiten aus aller Welt an. Adelige aus Europa, New Yorker Prominenz, Politiker aus dem Nahen Osten. Letztens war da wieder dieser Geschäftsmann aus Afrika angerauscht, immer nur im Rolls Royce unterwegs und im weißen Tropenanzug zu sehen. Ein Fleischberg mit Dreifachkinn. Doktor Albrich schickte ihn auf die Viehwaage der Gemeinde, weil es die gewöhnliche Personenwaage mit hundertzwanzig Kilogramm Limit längst nicht mehr schaffte. Die Klinik kriegte den Mann wieder hin. Dank intensiver Therapien und einer eisernen Diät stieg er am Ende wieder in seinen Rolls Royce und passte sogar in den Sitz.

Patienten reisten mit dem Zug an, kamen mit dem Chauffeur oder per Hubschrauber ins kleine Schruns in Vorarlberg, nur um Doktor Albrichs neue Wellness-Methoden am eigenen Leib zu erfahren und Anreize für ein gesünderes Leben mitzunehmen. Man fuhr auf Kur. Kam als Wrack und ging als Star.

Jahre später erschienen Herrschaften wie Herbert von Karajan, Helmut Kohl, Franz Josef Strauß und die Hörbiger-Dynastie in diesem Luxushotel, um den müden Körper mit dem gehetzten Geist in Einklang zu bringen. Wellness entwickelte sich vom Geheimtipp zum Massenphänomen.

Annelie Leichtfried ist heute neunzig Jahre alt.

Schlank, silbergraues, seidig glänzendes Haar, das locker auf ihre Schultern hinabfällt. Sie schaut fantastisch aus, hat kaum Falten. Man würde ihr achtundfünfzig, höchstens sechzig geben. Was für eine Erscheinung! Eine Dame.

Seit den Fünfzigerjahren beherzigt sie die Ratschläge des Arztes. Gerade in einer Zeit, als die Industrialisierung der Speisen aus den USA als neuer Lifestyle nach Europa schwappte. Pommes frites, Mikrowelle, heute nennt man das Junk-Food. Damals war das neu, spannend, amerikanisch. Schnell fertig und noch schneller verschlungen. Doktor Albrich aber sagte genau das Gegenteil. Lasst euch nicht beirren. Dieses Essen ist falsch. Es macht euch krank. Lebt Wellness, lasst ab vom triefenden Fett.

Neben der richtigen Ernährung war es vor allem Bewegung, die er Annelie Leichtfried aber nicht ausdrücklich verordnen musste. Schon als Kind war sie Tag um Tag mit dem Fahrrad nach Bregenz ins Gymnasium gefahren. Ihr ganzes Leben machte sie Sport, vor allem Radfahren. Voriges Jahr kaufte sie sich einen Kilometerzähler, weil sie wissen wollte, wie viel sie jetzt, mit neunzig, noch schafft. Ergebnis: mehr als tausend Kilometer im Jahr.

Und dann, Jahrzehnte nach dem Treffen mit Doktor Albrich, kam sie zu mir in meine Wiener Ordination, die nahe dem Schwarzenbergplatz beim Schloss Belvedere liegt. Sie nahm auf einem der bequemen alten Stühle gegenüber meinem Schreibtisch Platz und wir redeten eine Weile.

Es war die Zeit, in der in Annelie Leichtfrieds Leben die Menopause einsetzte. Mit fünfundvierzig durchaus früh. Üblich und statistischer Durchschnitt für den Beginn des Klimakteriums ist um die fünfzig. Und irgendwo dazwischen ist es auch bei ihr losgegangen. Also suchte sie meinen Rat als Gynäkologe.

Bisher hatten ihr Ärzte wie zigtausenden anderen Frauen Hormonpräparate verschrieben, die ihr in den Wechseljahren helfen sollen.

Eines Tages sagte ich zu ihr: »Die brauchen wir jetzt nicht mehr. Wir machen es anders. Viele Frauen leiden ab dem Wechsel stark unter Gewichtsproblemen. Weil das Testosteron steigt und sich das Körperfett anders verteilt. Weil die hormonelle Umstellung im Körper der Frau den Hang zum Bauchfett fördert. Weil sich die Muskelmasse zugleich verringert und auch Wassereinlagerungen für zusätzliche Kilos sorgen können. Und weil es zuerst zu einem Östrogen-Überschuss kommt, bevor die Produktion auf Dauer zurückgeht.«

»Sehr interessant«, sagte Annelie und wartete.

Ich fuhr fort. »Wenn Sie das vermeiden wollen und zugleich auch etwas Wertvolles für Ihre Gesundheit tun möchten, dann machen Sie Cancelling. Das ist jetzt ganz neu und kommt aus Amerika.«

Dinner-Cancelling. In den Siebzigerjahren war der Begriff noch nicht so durchgekaut.

Ich hatte diese Fastenmethode einige Monate davor in den USA als neuen Gesundheitstrend entdeckt und mich bereits intensiv damit befasst. Es ist schon seltsam, dass aus diesem Land gleichzeitig das Gesunde wie auch das Ungesunde in die Welt hinausgetragen wird. Fresst euch zu Tode oder lebt die Askese, sucht es euch aus.

»Und was muss ich bei diesem Cancelling tun, Herr Doktor?«, fragte mich Annelie.

»Nichts mehr essen am Abend. Die letzte Mahlzeit so gegen drei, vier Uhr am Nachmittag. Und dann erst wieder ein gutes, reichhaltiges Frühstück.«

»Ein vernünftiges Frühstück? Ist das erwachsen? Gescheiter als ein Omelette aus drei Eiern?«

Ich nickte. »Ja.«

Seither beginnt Annelie ihre Tage mit einem warmen Haferbrei. Die Haferflocken weicht sie am Vorabend ein. Morgens werden sie ein wenig gekocht. Mit Wasser und nur wenig Milch. Eine Prise Salz dazu. Und immer eine halbe Banane, die schneidet sie in kleinen Stücken hinein und lässt sie in der Masse mitköcheln. Danach kommt ein kleiner Löffel Honig dazu, etwas Joghurt vielleicht oder selbst gemachtes Apfelmus, und hinterher garniert sie den Brei mit frischen Früchten. Das ist ein reichhaltiges Frühstück. Da braucht sie gar kein Brot.

»Das ist kein großer Aufwand, schnell zubereitet und genügt vollauf bis Mittag«, sagte ich.

Mittags kocht sie selbst. Ohne Ausnahme. Mit ein bisschen Öl, aber nicht zu viel. Und Butter, aber nur in kleinen Mengen. Von einem nahen Bauern daheim im Ländle besorgt sie sich frisches Gemüse. Gegen ein kleines Stück Fleisch, nur ganz kurz angebraten, oder Fisch ist gar nichts einzuwenden. Den Fisch hat sie aus dem Bodensee. Es spricht auch nichts gegen ein Huhn oder ein Stück Pute ab und zu. Gute Qualität muss es halt haben. Beilagen nur wenige.

»Und am Nachmittag, so gegen drei Uhr, essen Sie noch einen Apfel. Oder anderes Obst. Danach haben Sie keinen Hunger mehr«, sagte ich.

»Und was, wenn doch?«, fragte Annelie. Sie konnte schon hören, wie ihr Magen knurrte.

»Wenn Sie es gar nicht aushalten, knabbern Sie am Abend noch ein kleines Stück Hartkäse. Sie werden sehen. Der Körper gewöhnt sich so rasch daran, dass er nach gar nichts mehr verlangt – bis zum nächsten Tag.«

»Danke«, sagte Annelie »das werde ich ausprobieren.«

Sie hatte mir ihre Geschichte erzählt und mich neugierig gemacht. Jedes Mal, wenn sie zu mir in die Ordination kam und aussah wie das blühende Leben, fragte ich nach.

»Ja, der Dr. Albrecht und Sie«, sagte sie, als sie letztens wieder bei mir war. Sie hielt kurz inne. »Hab ich Albrecht gesagt? Unsinn. Er heißt natürlich Albrich.«

Es soll einem nichts Schlimmeres passieren mit neunzig.

Ich freue mich sehr, dass Annelie Leichtfried (die Dame hat mich ersucht, ihren richtigen Namen nicht zu nennen, sie ist sehr bescheiden) dieses damals so neue und merkwürdige Konzept des *Dinner-Cancellings* befolgte. Seit vier Jahrzehnten macht sie das jetzt.

Ausnahmen gibt es natürlich schon, aber ganz selten. Zum Beispiel, wenn sie bei Freunden eingeladen ist. Sie will die Gastgeber nicht vor den Kopf stoßen und dort sitzen und fasten, als wär' das ein stummer Protest. Hin und wieder am Abend etwas zu essen, spielt überhaupt keine Rolle. Da hat sie vielleicht am nächsten Tag einmal ein halbes Kilo mehr, und am übernächsten Tag ist es auch schon wieder weg. Seit

Annelie das Cancelling macht, ist ihr Gewicht immer gleichgeblieben. Bis heute.

Die Detox-Kur, sagt Annelie, komme dem, was sie seit Jahrzehnten ganz selbstverständlich und ohne Betriebsanleitung betreibt, am nächsten. Aber auch nur bedingt, denn weder kasteit sie sich mit der sogenannten Entschlackung – ein Begriff, den wir Mediziner gar nicht gerne hören, weil es im Körper keine Schlacke gibt – noch durch wochenlanges Saftfasten oder ähnliches. Über die Vielzahl ständig wechselnder Trends in Sachen Ernährung, die das perfekte Abnehmen auf Dauer mal so und danach mal so versprechen, ist sie ebenfalls im Bilde und sogar auf dem letzten Stand.

Viel hält sie allerdings nicht davon: »Diese ganzen Diäten, wo du drei Wochen lang nur das Gleiche essen sollst, oder erst keine Kohlenhydrate, dann wieder nur fettreiche Nahrung wie bei der ketogenen Diät, oder das wochenlange Teetrinken und diese Geschichten, das ist doch alles ein Unfug. Der Körper gewöhnt sich irgendwann an diese Art von Ernährung und stellt seinen Stoffwechsel um. Dann geht gar nichts mehr beim Gewicht. Und so schnell kannst du gar nicht schauen, schon hast du die Kilos wieder oben. Da mache ich es lieber so, wie es mir von euch beiden Ärzten geraten wurde, und verzichte bewusst auf ganz bestimmtes, ungesundes Essen. Und auf das Abendessen. Damit die Zellen im Körper sich über Nacht erholen oder selbst reparieren können. Dafür bewege ich mich viel und erlaube mir ab und zu auch mal ein Gläschen Wein.«

Der Erfolg ihres disziplinierten Savoir-vivre kann sich sehen lassen: »Ich habe immer noch alle eigenen Zähne. Ich nehme keinerlei Medikamente. Nicht einmal Grippetabletten. Gesund ernähren. Sich bewegen. Das ist das beste Rezept überhaupt, nach dem man kochen kann.«

Zwei Söhnen hat sie das Leben geschenkt, das genügt, sagt sie, dabei huscht ein Lächeln über ihr glattes, fast faltenfreies Gesicht.

Und dann hat Annelie auch noch ein paar kleine Tipps für den Alltag parat: »Nicht allzu viel Kaffee, auch wenn der jetzt wieder eine Renaissance erfährt, nachdem man ihn jahrzehntelang als ungesund und schädlich verteufelt hat. Aber viele Leute brauchen das viele Kaffeetrinken halt, oder sie glauben wenigstens, dass sie es brauchen.«

Auf ihrem täglichen Speisezettel zu finden sind: ein Esslöffel Leinöl und ein Esslöffel geschrotete Leinsamen, gut für die Verdauung. Und täglich einen Löffel Kieselerde. Dazu einen Löffel Hefeflocken. Oder Bierhefe. Die gibt es im Reformhaus. Die kann man auch auf eine Suppe streuen und sind sehr gut für die Haut. »Darum habe ich auch immer noch so schöne Fingernägel«, sagt sie. »Die haben Frauen in meinem Alter sonst nicht.«

Vor kurzem war Annelie Leichtfried wieder bei mir. Allein wie sie zur Tür hereinweht, ist beeindruckend. Neunzig Jahre Leichtigkeit. Heute habe sie einen Tisch in einem Wiener Haubenrestaurant reserviert, erzählte sie. Sie wird sich das Menü mit dem Lamm nehmen, dazu einen guten Cabernet Sauvignon. Weil das auch sein darf. Das Schöne am Intervallfasten ist, dass man das Essen nicht verschlingt, sondern mit allen Sinnen entdeckt. Dadurch entsteht ein ganz neues Körpergefühl. Eine Energie, die von innen kommt. Als würde der Körper danke sagen.

Das Geheimnis der Nahrungskarenz
Eine Kardinalstugend namens Dinner-Cancelling

Wenn Sie sich jetzt fragen, wie ein Gynäkologe dazu kommt, sich mit Gewichtsproblemen und Ernährungsfragen zu beschäftigen, haben Sie schon irgendwie recht. Generell in mein ureigenstes Fach der Frauenheilkunde gehört es nicht. Partiell schon.

Betrachtet man nur die Lebensphasen der Frau, stoßen wir allein schon auf zwei bedeutende Perioden, in denen der weibliche Organismus zulegt, zulegen muss. Die erste findet in der Pubertät statt, wenn das Mädchen zur Frau wird, die zweite in der Menopause, in der die Frau biologisch in Pension gehen darf. Zu beidem kommen wir noch ausführlicher. Und in den Jahren dazwischen ist es generell ein ärztliches Anliegen, seine Patienten gesund sehen zu wollen, wozu die Ernährung ja wesentlich beiträgt.

In Wahrheit war mein Interesse am richtigen Essen aber ursprünglich gar kein medizinisches. Die Neugier wurde in meinen Jahren als Sekretär von Kardinal Franz König geweckt. Damals lernte ich das kennen, was sich später als das Beste herausstellte, was man für einen schlanken und gesunden Körper und für ein langes und agiles Leben tun kann.

Anders gesagt: Es ist mir einfach passiert, ich bekam die gesunde Kost praktisch vorgesetzt.

In den zehn Jahren meines Dienstes beim Kardinal arbeitete ich nicht nur im Erzbischöflichen Palais, ich wohnte auch dort, in dem ehrwürdigen Vierkanthof Ecke Wollzeile und

Rotenturmstraße, gleich neben dem Stephansdom. Das Palais, das sogar schon den Dreißigjährigen Krieg erlebte, hat einen der schönsten Renaissancehöfe Wiens, die Treppe zu den Repräsentationsräumen gehört zu den prachtvollsten der Stadt. Architektonisch ist das Juwel trotzdem kaum bekannt.

Am ehesten erinnert man sich an das sogenannte Rosenkranzfest im Oktober 1938, an dem Kardinal Theodor Innitzer, der sich sechs Monate davor mit seiner Befürwortung des Anschlusses Österreichs an Hitlers Drittes Reich keine Lorbeeren geholt hatte, zurückruderte und mit einer historischen Rede im brechend überfüllten Stephansdom das NS-Regime provozierte. Seine Kehrtwendung rief tags darauf die Hitlerjugend auf den Plan, die das Palais stürmte, tausendzweihundert Scheiben einschlug und die Möbel aus dem Fenster warf, im nahen Churhaus am Stephansplatz sogar den Domkuraten Johannes Krawarik.

Mit ihren Bajonetten stachen die Jung-Nazis auf das große Christusgemälde ein, das in diesem malträtierten Zustand noch heute als Mahnbild an seinem Platz hängt. Das Ereignis gilt als Sternstunde des Widerstands. Im Keller des Palais unter der Kapelle hat Kardinal Innitzer dann auch viele Juden vor der Gestapo versteckt und ihnen damit das Leben gerettet.

In diesem geschichtsträchtigen Haus hatte auch ich meine kleine Wohnung. In einem Teil waren die Schwestern untergebracht, in einem anderen die Administration. Ich schlief im sechsten Stock und schaute jeden Tag auf den Stephansdom. In der Früh ging ich um neun Uhr über die Bibliothek zur Morgenbesprechung, pünktlich um ein Uhr mittags gab es Essen. Die Mahlzeiten nahmen wir alle gemeinsam ein. Und nicht nur wir.

Das Mittagessen war das Hauptereignis des Tages. Gäste waren mittags eingeladen, nie zum Dinner, wie in der Gesellschaft allgemein üblich. Um den Tisch des Bischofs, die Mensa Episcopalis, versammelten sich Tag für Tag Persönlichkeiten aus allen Lebensbereichen. Politiker ebenso wie Künstler, Nobelpreisträger wie Konrad Lorenz, der immer mit seiner Frau kam, genauso wie Journalisten vom Kaliber eines Hugo Portisch, mit dem mich seit damals eine innige Freundschaft verbindet. Die Mittagsgesellschaft von Kardinal König war ebenso interessant wie international, und hauptsächlich waren es Atheisten. Man unterhielt sich im wahren Sinn des Wortes über Gott und die Welt. Der Kardinal saß an der Kopfseite des Tisches und hat sich köstlich amüsiert.

Ich erinnere mich an den ungarischen Kardinal József Mindszenty, der in Wien im Exil lebte. Wenn er zum Mittagessen geladen war, wurde Lateinisch gesprochen. Als er mich zum ersten Mal am Tisch sah, musterte er mich lange und fragte dann den Kardinal: »Ist der auch vertrauenswürdig?«

Das Mittagessen war sozusagen heilig. Die Tafel war groß genug für ein Dutzend Gäste, weißes Tischtuch, schönes Geschirr, alles sehr kultiviert. Die Schwestern haben gekocht und serviert. Als erstes kam immer eine Suppe, dann eine Hauptspeise, hinterher Obst. Die Küche war einfach und gut. Egal, wer da war, es gab nichts Übertriebenes. Obligat war der italienische Wein, der immer dazu gereicht wurde. Ein Schluck Erinnerung an das Pontificium Germanicum Hungaricum in Rom, wo der Kardinal lange gewesen war.

Wir Mitarbeiter bekamen auch abends zu essen, aber für Kardinal König war die Nahrungsaufnahme gewöhnlich mit 14 Uhr beendet. Er saß zwar um halb sieben meistens mit uns beim Nachtmahl, aber sein Teller blieb leer. Ab und zu, um nicht unsozial zu erscheinen, ließ er sich einen Apfel dünsten.

Obwohl er einen leicht erhöhten Blutdruck hatte, war der Kardinal immer bestens drauf. Er war geistig und körperlich fit, hatte eine ungeheure Kondition und enorme Lebensgeister bis in sein hohes Alter, er wurde achtundneunzig Jahre alt.

Irgendwann überlegte ich mir, was denn sein Geheimnis war. Waren es die Gene? Seine Mutter, die auch im Erzbischöflichen Palais gewohnt hatte, war ebenfalls sehr alt geworden, und die beiden hatten die gleiche glatte, fast jugendliche Haut an den Händen.

Ja, vielleicht waren es die Gene. Aber dann beobachtete ich die Sache genauer und entschied mich fürs Essen. Besser gesagt: das Gegenteil davon. Kein Essen mehr nach 14 Uhr. Das war es, worin er sich von allen anderen unterschied.

Verzicht, dachte ich, das ist es. Die Mäßigung, die schon zu Zeiten des Thomas von Aquin als eine der vier Kardinalstugenden gegolten hat. Ich musste schmunzeln, ich hatte wortwörtlich eine Kardinalstugend entdeckt.

Kardinal König praktizierte sein Lebtag lang das, was später als *Dinner-Cancelling* in aller Munde war. Zu seiner Zeit hieß die Gewohnheit bloß: abends nichts mehr essen.

Den englischen Ausdruck brachte ich erst zwei Jahrzehnte später aus Jakarta mit.

Es muss so um 1995 herum gewesen sein. Die VAMED-Gruppe hatte in Indonesien ein Krankenhaus errichtet und wollte dort auch eine Hormonabteilung aufbauen. Man bat mich, mir das vor Ort anzuschauen, und wir flogen nach Jakarta. Bei einem Festessen mit der Regierung saß ich neben der indonesischen Gesundheitsministerin, wir unterhielten uns über das Altern. Ist vielleicht nicht das eleganteste aller Tischgespräche, aber in unseren Berufen hatten wir gewissermaßen eine Ausrede dafür.

»Was glauben Sie«, fragte mich die Frau Minister, »gibt es ein Mittel, um langsamer zu altern?«

Sie hatte sich während der vielen Gänge des Galamenüs als äußerst geistreiche Gesprächspartnerin erwiesen, also wollte ich ihr nicht einfach ein Medikament nennen.

»Ich persönlich«, sagte ich, »glaube an ein Geheimrezept.«

»Und?«, fragte sie, »muss es denn geheim bleiben?«

»Ganz und gar nicht«, sagte ich. »Es täte allen Menschen gut, und es ist so einfach: abends und nachts nichts essen, keine einzige Kalorie.«

Sie sah mich an und überlegte kurz. »Meinen Sie *Dinner-Cancelling*?«, fragte sie.

Damals ist das Schlagwort entstanden, es stammt von der Gesundheitsministerin Indonesiens. *Dinner-Cancelling,* Nahrungskarenz, heute kennt es jeder, der ein paar Kilos zu viel hat, sich einfach gesund ernähren und in möglichst junggebliebenem Zustand alt werden will. Das Fasten kam generell wieder in Mode, insbesondere hat sich das sogenannte intermittierende oder Intervall-Fasten, die 16:8-Diät etabliert. Innerhalb von acht Stunden darf man essen, sechzehn Stunden lang nicht.

Bloß welche sechzehn Stunden? Und wann beginnen die acht?

Ist es egal?

Macht es einen Unterschied?

Immer wieder werde ich das gefragt. Kann man beim Intervallfasten etwas falsch machen? Und vor allem: Kann man abends zum Essen ausgehen und dafür dann das Frühstück auslassen?

Man kann. Aber langsamer alt wird man damit nicht.

Ja, ich weiß, das ist genau das, was Sie nicht hören wollten. Wobei man sagen muss: Natürlich ist es grundsätzlich immer besser, weniger zu essen als zu viel in sich hineinzuschlingen. Es ist nie verkehrt, auf Essen zu verzichten, egal, zu welcher Tageszeit. Aber um in den Genuss des Geheimrezepts von Kardinal König und der lebensfrohen neunzigjährigen Annelie Leichtfried zu kommen, muss man doch auf die Uhr schauen und den Löffel zur richtigen Zeit weglegen.

Intervallfasten ist nicht nur an eine Dauer, sondern auch an einen Zeitpunkt gebunden. Intervall und Uhrzeit sind ein Team, sie arbeiten nur Hand in Hand richtig gut. Das ist nicht bloß ein Erfahrungswert, das ist wissenschaftliche Tatsache. Schon 2007 fragte ein israelisches Forscherteam von der Hebrew University of Jerusalem in der Zeitschrift *ScienceDirect* nach einem Zusammenhang zwischen Ernährung und dem circadianen Rhythmus.

Kurz angerissen der Hintergrund, wir gehen dem Thema später noch mehr auf den Grund:

Die Chronobiologie hält derzeit mit Pauken und Trompeten Einzug in die Wissenschaft, die Medizin und damit letztlich in den Alltag. 2017 gab es den Nobelpreis für die Entdeckung der Mechanismen, die den circadianen Rhythmus in den Zellen steuern.

Der Vorgang ist, für den Hausgebrauch erklärt, bestechend einfach. Der Mensch ist ins Sonnensystem eingebettet. Unser Körper hat sich ein Abbild des Sonnenzyklus gemacht. Jedes Organ, jede Zelle folgt dem Wechsel von Licht und Dunkelheit.

Unsere Zellen schalten den Tag-Nacht-Rhythmus alle zwölf Stunden um, indem sie sogenannte Clock-Gene wachrütteln, und sich andere dafür aufs Ohr legen. Damit die Gene der Tag- und Nachtschicht ihre Dienste auch rechtzeitig antreten, werden sie beizeiten aufgerüttelt. Sehr beizeiten.

Die Nacht-Gene kriechen schon tagsüber aus den Federn, die Tag-Gene machen sich bereits während der Nacht bereit. Pünktlich zu Arbeitsbeginn, sobald die Sonne auf- oder untergeht, erledigen sie ihre Aufgaben im Körper. Zwölf Stunden lang, bis die neue Schicht sie ablöst und die nächsten zwölf Stunden lang ihre Aufgaben im Körper erledigt.

Diese innere Uhr des Menschen tickt im Hypothalamus, jener Drüse, die auch die vegetativen Körperfunktionen dirigiert. Die Zirbeldrüse assistiert ihm, indem sie den Vierundzwanzigstunden-Rhythmus synchronisiert und das Melatonin beisteuert, das den Schlaf-Wach-Rhythmus beeinflusst. Auch dazu kommen wir noch ausführlicher.

Vorerst einmal so viel: Dieser Einklang mit dem Rhythmus der Natur hat mehr Auswirkung in der täglichen Routine, als man geahnt hätte. Man vermutet zum Beispiel auch, dass es nicht egal ist, wann man welche Medikamente schluckt.

Beim Essen ist es längst mehr als Vermutung. Es ist eben nicht egal, wann man isst und wann nicht.

Eine Kohorten-Studie in Frankreich, einem Land, in dem man spät zu Abend isst, zeigte nicht nur den Zusammenhang zwischen Ernährungsgewohnheit und circadianem Rhythmus, sie belegte auch ein damit verbundenes höheres Krebsrisiko. Die Arbeit erschien im International Journal of Cancer und machte einigen Wind in der wissenschaftlichen Gemeinde.

Eine spanische Forschungsgruppe und damit eine weitere Nation, die traditionsgemäß abends isst, wies nach, dass vor allem Brust- und Prostatakarzinome häufiger vorkommen, wenn man beim Abendessen völlert. Und häufiger bedeutet: Das Risiko bei Prostatakrebs ist um den Faktor 2,2, bei Brustkrebs um den Faktor 2,4 erhöht. Zum Vergleich: Das ist mehr als bei jeder Hormontherapie.

Das Ergebnis gibt also zu denken. Umso mehr, als Frankreich, vor allem aber Spanien, die mediterrane Kost dagegenhalten können. Olivenöl, Obst und Gemüse, fettreicher Fisch und Rotwein. Wenn die Franzosen und Spanier das zu Mittag essen würden, wären sie gesundheitlich unschlagbar.

Im August 2016 erschien dann in der Zeitschrift *JAMA*, dem Journal of American Medical Association, eine Arbeit kalifornischer Wissenschaftler, die bestätigt: Ausgedehntes nächtliches Fasten ist eine nicht-pharmakologische Strategie gegen Brust- und Prostatakarzinome. Keine Medikamente, nur Nahrungskarenz, und die Krebsrate lässt sich reduzieren. Eine simplere Methode gibt es nicht. Das ist ein völlig neuer Aspekt des Intervallfastens.

Wir leben in einer verschmutzten Umwelt, sind ständig zu viel Licht ausgesetzt, von zu viel Feinstaub geplagt und durch zu viel CO_2 belastet. Aber was definitiv schwer wiegt, wird in dieser Liste oft unter den Tisch gekehrt: der pausenlose Zugang zur Nahrung.

Die amerikanische Industrialisierung hat uns das Fast-Food in den Futtertrog geschüttet, das Nahrungsangebot ist ubiquitär. Die Supermärkte und Restaurants dieser Welt haben vierundzwanzig Stunden geöffnet, rund um die Uhr können wir uns Essbares in den Schlund schieben. Der vermeintliche Genuss ist eine permanente Versuchung, die tatsächlich gesundheitsschädigend ist.

Um es einmal beim Namen zu nennen: Es ist eine Katastrophe, dass die ganze Nacht hindurch gevöllert werden kann.

Das richtige Intervall-Fasten
Das Ende der Illusion vom Breakfast-Skipping

Früher dachte man immer, Nahrung kennt keine Uhrzeit, es sei völlig egal, wann man den Körper füttert. Essen flog uns, im Gegensatz zu früher, irgendwann wie gebratene Tauben direkt in den Mund, warum sollte man dabei auf einen Uhrzeiger schielen? Man ahnte schon ein bisschen, dass es nicht die natürlichste Art, sich zu ernähren ist, mitten in der Nacht in die Küche zu schleichen, den Kühlschrank zu inspizieren und mit seinem halben Inhalt wieder ins Bett zu kriechen. Auch wenn der Genuss mit stundenlanger Hin- und Herwälzerei bezahlt wurde, dass diese Plünderungen ernsthaft der Gesundheit schaden würden, war einem nicht bewusst. Ist doch nur Essen, was sollte daran schlecht sein?

Mittlerweile wissen wir: Nein, es ist nicht nur Essen, und es ist ganz und gar nicht egal, wann man den Körper füttert.

Acht Stunden vor Mitternacht sollte die Tür zur Kantine geschlossen sein. 16:00 Uhr. Mund zu, das war's für den Tag.

Damit sind alle kreativen Auslegungen des Intervallfastens hinfällig. Man muss es schon richtig machen, sonst nützt es nichts. Mehr noch, es schadet.

Wobei ich dazusagen muss:

Man kann ruhig den ganzen Tag über nichts essen. Auch das ist Teil des intermittierenden Fastens. Aber man kann nicht den ganzen Tag nichts essen und dafür dann am Abend in Mengen hineinschaufeln. Die große Gemeinschaft der Frühstücksmuffel, die vor Mittag keinen Hunger haben, aber ab dem späten Nachmittag gerne durchgehend essen würden, hatten gehofft, dass Fasten gleich Fasten ist. Außerdem würde es den meisten Menschen gesellschaftlich mehr in den Tagesplan passen. Es ist natürlich zwischenmenschlich heiterer, abends mit Freunden zusammensitzen, essen, trinken und sich unterhalten zu können.

Tja, es tut mir sehr leid. Aber spät zu essen und auf das Frühstück zu verzichten, ist das Schlechteste, was man sich antun kann. Fragen Sie Ihren Insulinspiegel.

In der Früh schüttet der Körper Insulin aus. Er macht das nicht mutwillig, er ist chronobiologisch darauf eingestellt und wartet auf Kohlenhydrate. Kriegt er keine, verwirrt ihn das, und er reagiert mit einer Entzündung.

Genauer gesagt:

Die Verlängerung des nächtlichen Fastens durch das sogenannte Breakfast-Skipping erhöht das Entzündungspotenzial der peripheren Blutzellen. Das richtige Intervallfasten mit einem guten Frühstück wirkt als Schutz gegen das metabolische Syndrom. Was logisch ist, denn das metabolische Syndrom ist auch ein Entzündungssyndrom.

Irrtümlich glauben viele, dass mit der Insulinausschüttung automatisch Hunger verbunden sein muss, und sie morgens nichts essen müssten, wenn der Magen nicht lautstark auf sich aufmerksam macht und knurrt, weil er kurzgehalten wird. Das stimmt nicht immer. Bei einer Insulinresistenz ist der Insulinspiegel auch hoch, und man hat trotzdem nicht unbedingt einen Appetit.

Kohlenhydrate, die der Körper in der Früh serviert haben möchte, sollten übrigens einen niedrigen glykämischen Index haben, also langsam verbrennen. Der Index misst, wie Kohlenhydrate auf den Blutzuckerspiegel wirken. Je höher der Wert ist, desto mehr Zucker zirkuliert im Blut.

Die Lieblingsspeise des Körpers ist dabei Vollkorn. Das ist das beste Frühstück, wenn man den Organismus fragt. Es muss nicht viel sein, gerade nur ein paar Bissen, um das Insulin zu belohnen.

Hält man sich an die 16:8-Regel und die Sperrstunde um vier am Nachmittag, darf erst morgens gegessen werden.

Eine deutsche Studie, die sich mit dem Breakfast-Skipping und der Entzündungsreaktion des Körpers beschäftigt hat, brachte damit etwas zutage, was derzeit in der Diskussion rund um das Intervallfasten überhaupt nicht berücksichtigt wird. Wie wichtig es ist, zur richtigen Zeit zu essen.

Punkt eins, von insgesamt dreien, ist also: das Morgen-Insulin, das man nicht arbeitslos lassen sollte.

Punkt zwei: das Wachstumshormon. In der Nacht produziert der Körper der Chronobiologie folgend kein Insulin. Wird in dieser Zeit gegessen, zwingt man ihn, das Insulin aus der Reserve zu holen. Und nicht nur das. Zwischen Mitternacht und ein Uhr Früh wird das Wachstumshormon aus der Hypophyse freigesetzt. Allerdings nur dann, wenn der Glucosespiegel niedrig ist, was er nicht sein kann, wenn man um elf Uhr abends noch fleißig am Einschneiden ist. Damit verhindert man, dass das Wachstumshormon ausgeschüttet wird.

Der Idealzustand ist derselbe wie vor einer Operation: niedriger Glucosespiegel, kein Insulin, aber eine Hochproduktion des Wachstumshormons.

Das Wachstumshormon bloß in seiner wörtlichen Bedeutung zu verstehen, ist ein bisschen zu kurz gedacht. Es hilft nicht nur beim Wachsen, es ist auch für die Zellregeneration verantwortlich und damit ein körpereigener Jungbrunnen. In Amerika wird es als Anti-Aging-Wundermittel in teuren Kliniken zur Verjüngung eingesetzt. Oder zum Abnehmen. Alle zwei Tage eine Injektion, natürlich unter ärztlicher Aufsicht, und man hat vielleicht dreißig Kilo weniger.

Punkt drei: Cannabis. Der Mensch verfügt über ein endocannabinoides System, das körpereigenes Morphium produziert, wir tragen also eine eigene Quelle des Haschischwirkstoffs in uns. Ihm haben wir den Appetit zu verdanken, die Freude am Essen. Weil die Bildung dieser Cannabinoide mit dem Östrogenspiegel zusammenhängt, und sie daher nachts reduziert werden, hat man ab dem Abend weniger Lust zu essen. So hat es die Evolution vorbereitet.

So empfinden wir es allerdings heute oft nicht mehr. Und zwar deshalb, weil wir langfristig gegen den circadianen Rhythmus arbeiten, dem auch die Produktion dieser inneren Haschischwirkstoffe unterliegt. Isst man oft spät oder überhaupt mitten in der Nacht, induziert man die jetzt schlafenden Cannabinoide und ruft damit Geister wach, die man nicht wieder loswird. Körpereigenes Cannabis ist unersättlich, es macht nicht nur lange Zähne auf Pommes frites, Currywurst, Schokolade oder Chips, es möchte vor allem immer mehr und mehr davon. Man züchtet sich den Heißhunger selbst an und muss schließlich in der Nacht essen.

Unsere körpereigenen Cannabinoide sind vor allem verrückt nach Fettigem. Kennt man ihre Herkunft, weiß man, warum. Gebildet werden die Endocannabinoide nämlich nach besonders fettem Essen im Dünndarm. In einer Art Rückkoppelung können sie dann nicht genug davon kriegen und fördern die Lust auf noch mehr fettes Essen.

An sich ist diese Prozedur reines Tagwerk. Beginnt man gar nicht erst mit der nächtlichen Nascherei, ist nachts Ruhe. Sträubt man sich gegen die Chronobiologie und gewöhnt es sich an, in der Nacht den Kühlschrank zu plündern, kaut man ewig auf seiner eigenen Disziplinlosigkeit herum.

Dazu kommt, dass schon im Mund Geschmackssignale aktiviert werden, die dem Darm und dem Gehirn melden, dass jetzt die Freisetzung der Endocannabinoide angesagt ist. Hedonisten nennen das Vorfreude. Für die Wissenschaft sind diese Signale im Mund Auslöser eines bestimmten Ablaufs und damit interessante Ansatzpunkte.

Es gab einen Versuch, die Mundsignale zu blockieren und damit die Ausschüttung der Endocannabinoide herunterzuschrauben. Das Medikament, das den Rezeptor blockierte, hieß Acomplia, hatte aber so viele Nebenwirkungen, dass es nur zwei Jahre lang auf dem Markt war. 2008 wurde es eingezogen.

Da ist es sinnvoller, beim Schlaf anzusetzen. Einmal ganz abgesehen davon, dass man nicht isst, wenn man schläft, und Schlaf damit die natürlichste Methode gegen übermäßiges Essen ist. An der University of Chicago fand ein Forscherteam heraus, was Schlafmangel alles bewirkt.

Schläft man nicht, reißt man damit auch die Endocannabinoide aus der Nachtruhe. An sich ein sehr fürsorglicher Mechanismus: Schläft der Mensch nicht zu einer Zeit, in der er sich ausruhen sollte, dann vermutet der Körper, dass es sich bei dieser Extravaganz um Nachtarbeit handelt, um etwas Wichtiges, Dringendes, das aus einem unerfindlichen Grund nur jetzt getan werden kann. Der Körper reagiert sofort. Er glaubt, er muss sich bei Kräften halten und rüttelt die Cannabinoide auf, um für Appetit zu sorgen, damit der wache Mensch bei seiner wichtigen Arbeit in der Nacht nicht vom Fleisch fällt.

Fein, könnte man sich jetzt denken, dann gleiche ich das Schlafdefizit aus, indem ich bis Mittag im Bett bleibe. Tja, auch das ist ein Irrtum, und damit schließt sich der Kreis: Versäumten Nachtschlaf nachzuholen, geht nämlich ebenso wenig wie Breakfast-Skipping. Und es wird noch interessanter: Sogar die Fernsehabende machen dick.

Es funktioniert nach demselben Prinzip. Sitzt man vor dem Fernseher, dann sinkt der Melatonin-Spiegel. Das Schlafhormon, das bei Dunkelheit ausgeschüttet wird, damit man müde wird, lässt sich durch das blaue Licht des Fernsehers oder Computers täuschen. Es glaubt, dass noch Tag ist, und dämmert weiter vor sich hin. Bei Frauen wirkt der Melatonin-Killer blaues Licht über das Melatonin übrigens noch viel stärker. Geht man dann ins Bett, macht sich der niedrige Melatonin-Spiegel bemerkbar. Man kommt nicht zur Ruhe, kann nicht ordentlich schlafen, fabriziert ein Schlafdefizit, und schon steigen die Endocannabinoide an.

Man kann sich vorstellen, was passiert, wenn man lange arbeitet, sich dann noch einen Film anschaut und später den Kühlschrank plündert.

Intervallfasten ist also kein zeitloses Vergnügen. Will man etwas damit bewirken, kann man nicht einfach irgendwann draufloshungern. Es ist eine schwierigere Übung, als man annimmt. Und sie hat nur in gewissem Maße mit Magen, Darm und Bauch zu tun. Das eigentliche Hauptquartier des Hungers ist das Gehirn. Dort sitzt die Steuerungszentrale für das Abnehmen, die uns jede Art von Nicht-Essen so schwer macht. Denn von dort kommt das Dopamin. Jenes Glückshormon, das die Evolution dafür vorgesehen hat, uns verlässlich und ausgiebig dafür zu belohnen, dass wir dem Körper geben, was er braucht: Nahrung, um nicht zu verhungern.

Das Zeitalter des Dopamins
Die Last der Belohnung

Übergewicht ist nicht bloß das Problem einzelner Individuen. Übergewicht ist eine Epidemie. Es ist die neue Cholera.

Die gewichtige Feststellung stammt nicht von mir, sie ist aus dem Editorial des *New England Journal of Medicine*. Schaut man sich die Statistiken und die globale Verbreitung der überschüssigen Kilos an, erscheint der Vergleich nicht übertrieben. Was die Fettleibigkeit betrifft, liegen vor allem die USA und Saudi-Arabien im tiefroten Bereich.

Bei einem Kongress berichtete Professor Gerhard Prager, eine international gefragte Kapazität in Sachen Adipositas am Wiener AKH, von einem seiner schwersten Fälle, die längst keinen Seltenheitswert mehr haben. Prager ist Spezialist für Magen-Bypass-Operationen, die letzte Möglichkeit, extremer Fettleibigkeit beizukommen. Sein Patient kam aus Saudi-Arabien und musste mit einem Militärflugzeug eingeflogen werden. Anders hätten seine zweihundert Kilo nicht transportiert werden können. Der Mann war nicht mehr imstande zu gehen. Er musste liegend, samt Bett, ins Flugzeug geschoben, von dort von einem Spezialtransport zum AKH gefahren und, immer noch im selben Bett, ins Krankenzimmer gerollt werden. Auf diesem Bett musste der Professor ihn auch operieren, für einen OP-Tisch war der Patient zu fett.

Bislang waren die Amerikaner im Spitzenfeld der schwersten Menschen der Welt, jetzt hat Saudi-Arabien sie überholt. Der Abstand zu Österreich oder Deutschland wird stetig dünner.

Menschen mit Übergewicht sind längst in der Mehrheit. In den vergangenen zehn, fünfzehn Jahren stieg die Zahl so verlässlich wie rapide an. Gerade dieser Tage wurde eine Statistik veröffentlicht, nach der siebzig Prozent der Volksschüler zu dick sind. 70 Prozent!

Die Frage ist also:

Warum ist man gerade in den reichsten Ländern dieser Erde gewichtsmäßig so arm dran?

Meine Antwort darauf lautet:

Weil wir in einem dopaminergen Zeitalter leben.

Was immer wir tun, das im weitesten Sinn dem Überleben und der Erhaltung der Art dienen kann, es wird auf jeden Fall einmal Dopamin ausgeschüttet. Sex, Essen, Trinken und was sonst noch dazu beiträgt, die Menschheit nicht aussterben zu lassen, alles wird mit dem Glückshormon belohnt, damit wir ja nicht auf die Idee kommen, damit aufzuhören. Das hat sich die Evolution genial ausgedacht.

Allerdings hat sie nicht damit gerechnet, dass wir jemals in so einem Überfluss leben würden wie heute. Sonst hätte die Natur dem Dopamin beigebracht, wann genug auch einmal genug ist. Diese Grenze kennt das Glückshormon nicht, und es wird sie auch nie erreichen. Es will mehr. Immer mehr. Mehr. Und mehr.

Wir haben nicht bloß arterhaltenden Sex, wir treiben es, wie es uns gefällt. Wir essen nicht mehr nur, was der Körper braucht, wir stopfen alles in uns hinein, ob es uns guttut oder nicht. Wir trinken nicht, wir saufen. Wir wollen uns nicht mehr nur wohlfühlen, wir wollen rund um die Uhr Spaß haben. Und weil sich das Dopamin nie zufriedengibt, mit dem, was es bekommt, sind wir auf der ständigen Suche nach den nächsten Kicks nicht mehr aufzuhalten. Wir sind süchtig. Nach allem. Besitz, Gefühl, Genuss. Das ist es, was die Welt belastet. Wir tragen das Zuviel am eigenen Leib mit uns herum und wollen trotzdem noch mehr.

Mit diesem Suchtverhalten erleben wir derzeit ein hedonistisches Zwischenspiel. Und das kann möglicherweise vorbei sein, bevor das Jahrhundert endet.

Nicht, weil wir es vielleicht nicht überleben würden, das auch. Vor allem aber, weil es sich nicht rechnet. Wir haben einen Wohlstand in Mitteleuropa, der jeden, unabhängig davon, was er arbeitet und wie viel er verdient, reich macht, und das ist der Sozialstaat. Das Sozialsystem ist der Reichtum im alten Europa. Und das ist nicht ewig haltbar. Wenn wir hier nicht umschichten, frisst sich das System selbst auf.

Das Zeitalter des Dopamins belohnt sich zu Tode. Das ständige Mehr ist ein übersattes Zuviel. Wir haben uns bereits in den drei zivilisationsdynamischen Leitsätzen des deutschen Philosophen Peter Sloterdijk verheddert.

Erstens. Es werden in den Menschenkörpern der wohlhabenden Hemisphären ständig mehr Fettreserven aufgebaut, als durch Bewegungsprogramme und Diäten abzubauen sind.

Zweitens. Es werden weltweit mehr Abfälle aus Konsum und gesellschaftlichen Lebensformen generiert, als sich in absehbarer Zeit in Recyclingprozessen resorbieren lassen.

Drittens. Es werden im Gang der Liberalisierung mehr Hemmungen fallen gelassen, als durch Hinweise auf frühere Zurückhaltung und Fairnessregeln domestiziert werden können.

Deshalb greife ich auf einen neuen Begriff zurück. Ein Stichwort, das ich für die einzig wirksame Waffe halte, mit der wir den Kampf gegen das Monstrum des Immer-noch-mehr-Wollens, der letztlich der Kampf gegen uns selbst ist, gewinnen können.

Ich propagiere das Dopamin-Fasten.

Wir sollten dem Dopamin die Flügel stutzen, die es uns so gern zu verleihen vorgibt. Wir sollten uns zusammennehmen. Wir sollten uns einschränken. Wir sollten endlich genug davon haben, nicht genug bekommen zu können.

Der Verzicht auf das, was wir unbedingt haben wollen, ist nur die halbe Sache. Die andere Hälfte ist die schwierigere: der Verzicht auf die Belohnung.

Insbesondere im Hinblick auf das Abnehmen wird es ohne Dopamin-Fasten nicht gehen. Das Überleben und die Reproduktion, die beiden heiligen Aufgaben der Natur, sind von der Nahrung abhängig und stark mit dem Belohnungshormon gekoppelt. Wie stark, sehen wir an den größten Verführern, die wir auf Schritt und Tritt im Alltag auf den Fersen und damit auf den Hüften haben: Salz, Zucker, Kohlenhydrate.

Sie sind Appetitverstärker und spielen in unserer Überflussgesellschaft teuflisch zusammen: Sie machen uns noch mehr Lust auf das, worauf wir ohnehin schon zu viel Appetit haben.

Dopamin-Fasten

Die Evolution hat das Dopamin erfunden, um Verhaltensweisen wie Essen, die der Erhaltung unserer Art dienen, mit Glücksgefühlen zu belohnen. Sie hat sich das ganz wunderbar ausgedacht, doch seit wir Menschen nicht mehr durch die Urwälder streifen und hoffen müssen, gemeinsam ein Tier zu erlegen oder Beeren, Nüsse oder Pilze zu finden, gibt es da ein Problem.

Ich habe das vergangene Weihnachten an mir selbst beobachtet. Ich esse so gut wie nie Süßigkeiten, doch eine Patientin schenkte mir Bonbons, und als ich nach den Feiertagen in die Ordination kam, nahm ich mir ausnahmsweise eins. Am nächsten Tag wollte ich wieder eins haben. Ein Bedürfnis, das ich so nicht kannte, und das zeigt, wie rasch unser Dopamin-Kreislauf neue Möglichkeiten, besser auf Touren zu kommen, nutzt.

Dieser Kreislauf kann dabei eine fatale Dynamik entwickeln. Denn je mehr Dopamin unser Gehirn ausschüttet, desto größer wird unser Bedürfnis danach. Dopamin regt also unser Verlangen nach noch mehr Dopamin an. Irgendwann drehen wir uns in einer Belohnungsspirale, die verschiedene Industriezweige konsequent nutzen: Die Lebensmittelindustrie, die

Unterhaltungsindustrie, die Alkohol- und die Tabakindustrie, die Glücksspiel- oder die Sexindustrie. Wir sind stärker als jede Generation vor uns mit Dopamin überschwemmt und wir werden dabei leicht zu Dopamin-Sklaven, gesteuert von einem ursprünglich überlebenswichtigen evolutionären Mechanismus, den unsere Überflussgesellschaft pervertiert hat.

Dopamin-Fasten bedeutet, unsere körpereigene Produktion von Dopamin für eine bestimmte Zeit zu drosseln. Warum sollten wir das tun? Weil das eine Art Entgiftungs-Kur für unser Gehirn ist. Dopamin-Fasten reinigt unser Gehirn, lässt es zur Ruhe kommen, entspannt es, und macht es so bereit für neue Aufgaben. Ohne solche Pausen hängen wir in der Dopamin-Spirale nicht nur fest, sie dreht sich auch immer schneller und wir brauchen immer mehr Dopamin-Kicks, woher immer wir sie auch beziehen.

Wobei der Begriff Dopamin-Fasten die Sache eigentlich nur ungenau beschreibt. Denn schließlich nehmen wir Dopamin nicht zu uns und können daher auch nicht im eigentlichen Sinn darauf verzichten. Wir können nur die Reize reduzieren, die es in unserem Körper ausschüttet. Es geht beim Dopamin-Fasten also vor allem darum, entweder für eine bestimmte Anzahl von Tagen in der Woche oder für eine bestimmte Anzahl von Stunden pro Tag Verhaltensweisen beziehungsweise Konsumgewohnheiten einzustellen, die wir für uns als problematisch erkannt haben.

Es geht dabei nicht nur um Essen, sondern um alle Dopaminquellen, insbesondere um jene, denen wir besonders willenlos ausgeliefert sind und die uns am ehesten unserer Selbstkontrolle berauben. Das kann neben Essen etwa auch Sex sein, Alkohol, Spielen, Chatten, Einkaufen ... also alles, das uns am Ende auch süchtig machen kann. Auf diese Dinge zu verzichten, ist schwer, keine Frage.

Mir fällt dazu eine Geschichte ein, die die Suchtmediziner am Wiener Anton-Proksch-Institut ihren Patienten erzählen. Sie behandeln an dieser größten europäischen Suchtklinik neben Alkohol-, Drogen- und Medikamentenabhängigkeit auch sogenannte nicht stoffgebundene Abhängigkeiten wie Spielsucht, Chatsucht, Internetsucht oder Kaufsucht. Die Geschichte, die ich meine, handelt von Odysseus und den Sirenen.

Sirenen sind in der griechischen Mythologie Vögel mit Frauenköpfen, die mit ihrem bezaubernden Gesang vorübersegelnde Seeleute auf die Insel lockten, um sie dort zu töten. Odysseus kannte diese Gefahr. Als er sich mit seinem Schiff der Insel näherte, verstopfte sich deshalb seine Mannschaft die Ohren mit Wachs, während er selbst sich an einen Mast binden ließ.

Als er die wunderschönen Stimmen der Sirenen hörte, wurde er fast verrückt vor Sehnsucht und befahl seinen Leuten, ihn loszubinden. Die konnten ihn wegen ihrer verstopften Ohren aber zum Glück nicht hören, weshalb Odysseus unbeschadet an den Sirenen vorübersegelte, während ihr Gesang in der Ferne verklang. Er selbst und seine Männer waren gerettet.

Dopamin-Fasten heißt, sich selbst an den Mast zu binden und zu akzeptieren, dass einige Tage der ungestillten Begierden, des Unwohlseins und der Leere vor einem liegen, aber auch zu vertrauen, dass dieser Druck mit der Zeit nachlässt.

In Europa ist der Begriff Dopamin-Fasten noch neu, doch in den USA hat er sich bereits im Bewusstsein bestimmter Kreise etabliert. Vor allem die Macher des Silicon Valley, die alles geben, um die Welt in ihrem digitalen Sinne voranzutreiben und für die Selbstoptimierung deshalb eine besonders hohe Bedeutung hat, schwören darauf. Sie betreiben das Dopamin-Fasten bis hin zum völligen Reizentzug.

»In Onlineforen oder auf YouTube-Videos ist Dopamin-Fasten schon seit Monaten ein Thema, doch erst seit ein paar Wochen macht der Begriff die Runde durch amerikanische Medien als neue Entdeckung ehrgeiziger Start-up-Gründer und Tech-Unternehmer auf Selbstoptimierungsmission«, berichtete die Tageszeitung *Die Welt* im November 2019. Mit anderen Worten: Die technischen und wirtschaftlichen Vordenker unserer Zivilisation haben bereits erkannt, wie sehr sie davon profitieren, wenn sie ihre ständige Dopamin-Jagd beenden.

Die Welt-Redakteurin Silvia Ihring in ihrem Artikel weiter: »Das Problem, das die Idee von Dopamin-Fasten so populär macht: Im modernen Alltag läuft die Dopaminmaschine quasi auf Hochtouren. Man scrollt sich minutenlang durch Instagram, wird von E-Mail- und Newsalerts abgelenkt, snackt sich durch die Langweile und ballert den Kopf mit Musik, Podcasts oder Serien zu. Leere Minuten gibt es kaum noch und der Mensch verliert sich in der Dopaminjagd, gewöhnt sich ungesunde Verhaltensweisen an, stets in Erwartung des nächsten Kicks…«

Die positiven Folgen des Dopamin-Fastens beschreibt etwa Cameron Sepah, Psychologieprofessor an der Universität von San Francisco in seiner Anleitung dafür. »Indem wir Gewohnheiten einstellen, die für eine extrem hohe und vor allem wiederholte Dopaminausschüttung verantwortlich sind, ermöglichen wir es unserem Gehirn, dass es sich erholt und saniert«, schreibt er darin.

Die *New York Times* berichtete über drei Start-up-Gründer, die während des Dopamin-Fastens ihre Wohnung nur für kurze Spaziergänge verlassen, hungern und sich anschweigen. Einer von ihnen soll sogar einer alten Bekannten, die er auf der Straße traf, aus dem Weg gegangen sein, um die Dopamin-Ausschüttung durch die positive Aufregung zu vermeiden.

Die *New York Times* schrieb eher amüsiert über dieses Phänomen, doch so lächerlich ist es nicht. Denn den mönchischen Aspekt konsequenter Zurückhaltung bei irdischen Verführungen bewusst in unser Leben zu integrieren, wäre nicht nur Detox für unser Gehirn, Sauerstoff für unsere Seele und eine hervorragende Demenz-Prophylaxe. Es würde auch unsere Perspektive auf uns selbst und das Leben regelmäßig zurechtrücken.

Doch eins der großen Probleme unserer traumhaften Welt ist es nun einmal, dass sie so verführerisch ist. Wo und wie also mit dem Dopamin-Fasten anfangen?

Überlegen Sie sich, wo Sie die Dopamin-Spirale am ehesten packt. Was sind Ihre Sirenen? Essen? Spielen? Sex? Einkaufen? Surfen? Chatten? Binden Sie sich an den Mast Ihres Schiffes und verzichten Sie bewusst darauf. Verzichten Sie gleichzeitig auf die Verführungen, bei denen es Ihnen leichter fällt. Wenn Sie besonders konsequent sein wollen, verzichten Sie auf alle äußeren Reize. Legen Sie einen bestimmten Zeitraum dafür fest. Eine bestimmte Zeit im Jahr, einen bestimmten Tag in der Woche oder bestimmte Stunden am Tag.

Das Wort Selbstoptimierung mag in einer narzisstischen Gesellschaft einen unangenehmen Beigeschmack bekommen haben, aber lassen Sie sich davon nicht beirren. Sie werden sehen, es wirkt. Es wird Sie bewusster, sicherer und klarer im Denken machen. Es wird Sie stärker machen.

DIE FALLEN DER EVOLUTION

ÜBERLEBENSWICHTIGE VERFÜHRER

Salzlose Kost ist nichts, was uns so richtig auf der Zunge zergeht. Bekämen wir vorwiegend derart Langweiliges auf den Tisch, würden wir davon nicht mehr essen, als gerade nötig ist. In Wahrheit essen wir die meisten Speisen überhaupt nicht deshalb, weil sie uns an sich so gut schmecken. Wir essen sie, weil Salz drin ist. Und weil wir dafür, dass wir es essen, vom System belohnt werden.

Wenn Sie in einen gesalzenen Burger beißen, wundert sich der Körper einen Augenblick, bemerkt dann das Salz und schreit: Bravo! Gut, dass du das isst, du tust gerade was für dein Überleben, davon können wir nicht genug kriegen, hau rein! Gleichzeitig öffnet er dem Dopamin die Schleusen, damit Sie ja nicht anfangen, sich vielleicht die Kalorien auszurechnen, die Sie da gerade einwerfen, und womöglich die Hälfte stehen lassen. Im Gegenteil, das Dopamin legt sich ins Zeug, damit Sie sich noch einen zweiten Burger bestellen.

Für die falsche Ernährung werden wir belohnt und für ein bisschen Salz stopfen wir uns den ungesunden Rest hinein. Was komplett unlogisch erscheint, hat einen tieferen Grund.

Ohne Salz können wir nicht überleben. Es ist essenziell für jede unserer Zellen, weil alles Leben aus dem Wasser kommt und im Wasser Salz und damit Natriumchlorid enthalten ist. Die Evolution bildete es von Anfang an als wichtige Überlebensstrategie. Unser Instinkt, diese Lust auf Salz, entwickelte sich vor Hunderten Millionen Jahren, beim Landgang der Arten. Unsere Zellen hatten damals genügend Natriumchlorid zur Verfügung, im Wasser bestand kein Bedarf, es sich von sonst wo herholen zu müssen. Dann bewegten wir uns hinaus aufs trockene Land, und plötzlich fehlte uns das Salz.

Für unsere Zellen ist kein Salz genauso desaströs wie kein Wasser. Betrachten wir den Mechanismus, auf dem unser Leben beruht, kurz etwas genauer.

Salze sind Ionenspeicher und für eine ausgeglichene Flüssigkeits- und Nährstoffbalance innerhalb und außerhalb der Zellen zuständig. Durch die Zellmembran werden dabei ständig Wasser und Salz aufgenommen und abgegeben, je nach der Salzkonzentration außerhalb der Zellen. Ist die Konzentration dort höher, wird zum Druckgleichgewicht innerhalb der Zellen Wasser entzogen. Ist sie niedriger, saugen die Zellen Wasser auf. Der Vorgang heißt Osmose. Das Natriumchlorid, zu dem man, wenn man nicht gerade Chemiker ist, einfach Kochsalz sagt, sorgt für 90 Prozent dieses osmotischen Drucks in den Zellen.

Die Osmose als Grundvoraussetzung für das Leben ist ohne Salz also nicht möglich. Das Kochsalz spielt aber nicht nur eine zentrale Rolle für den Wasserhaushalt, sondern auch bei der Reizweiterleitung der Nervenzellen, bei der Verdauung und beim Knochenaufbau. Fehlt es, kollabiert jede Zelle.

Da der menschliche Organismus selbst kein Natriumchlorid herstellen kann, muss er es sich von außen holen, also mit der Nahrung. Deshalb gibt es einen Geschmackssinn für Salziges. Deshalb belohnt der Körper die Beschaffung von Salz mit Dopamin, und wenn es hundertmal mit einem Burger daherkommt.

Die Sucht nach Salz ist wie die Sucht nach Drogen. Nach harten Drogen. Ein Team von amerikanischen und australischen Wissenschaftlern fand heraus, dass Salz im Gehirn genauso wirkt wie Heroin oder Kokain. Diese Drogen beeinflussen genau die Gene in den Hirnzellen, die für den Appetit auf Salz verantwortlich sind. Egal, ob der Körper auf Salz oder auf Heroin abfährt, beides basiert auf den gleichen instinktiven Mechanismen. Je mehr Salziges und Fettiges wir essen, desto stärker spüren wir den Belohnungseffekt. Bis der Körper Maß und Ziel verliert.

Auf den natürlichen Instinkt für die richtige Menge Salz ist heutzutage kein Verlass mehr. Trotzdem ist die Evolution in dieser Frage immer noch sehr akribisch. Die Schwankungsbreite bei den Laborwerten der Elektrolyte, Natrium und Chlorid, im Blutbild ist minimal. Da wird kein großes Auf und Ab toleriert wie etwa beim Östrogen. Beim Natriumchlorid muss der Wert ziemlich akkurat stimmen.

Ein durchschnittlicher Erwachsener hat 150 bis 300 Gramm Speisesalz in sich. Was er über Schweiß und Urin ausscheidet, kann er mit drei Gramm Salz ersetzen. Weniger ist nicht nur schädlich, sondern über längere Zeit fatal. Bekommt der Körper unter zwei Gramm pro Tag, verliert er das Durstgefühl und beginnt auszutrocknen. Es zeigen sich Mangelerscheinungen, die Leistung lässt nach, die Müdigkeit nimmt zu.

Über den Mangel an Salz brauchen wir uns heute allerdings keine Sorgen zu machen. Im Gegenteil, unser Problem liegt in der anderen Fahrtrichtung: Wir haben permanent zu viel davon.

Die Deutsche Gesellschaft für Ernährung hält sechs Gramm Salz pro Tag für ideal. In Mitteleuropa liegen wir mit acht Gramm im Schnitt darüber, was eine britische Studie schon als Begünstigung für Herz-Kreislauf-Erkrankungen ausweist. Eine finnische Langzeitstudie errechnete, dass Menschen, die täglich 13,7 Gramm Salz zu sich nehmen, ein doppelt so hohes Risiko für Herzkrankheiten haben, als die, die sich bei 12,6 Gramm einbremsen. An sich ist beides zu viel.

Wobei die Meinungen, wie schädlich Salz tatsächlich ist, derzeit wieder auseinandergehen. Die New Yorker Gesundheitsbehörde findet die Sechs-Gramm-Grenze skandalös und schraubt die Empfehlung auf 2,3 Gramm pro Tag herunter. Restaurants müssen Gerichte mit viel Salz zur Warnung mit einem Salzstreuer-Zeichen kennzeichnen. Andere sagen, Salz sei derart wichtig für den Menschen, dass er ruhig mehr davon vertrüge. Einig ist man sich, dass Salz die Nahrungsaufnahme steigert. Wer viel salzt, isst auch mehr.

Sich selbst beim Salzen auf die Finger zu schauen, ist eine Sache der Disziplin. Die Salzmenge in fertigen Speisen und Lebensmitteln zu schätzen, ist fast unmöglich. Den Salzanteil in jedem Nahrungsmittel anzugeben, ist zwar Pflicht, aber die Rechnerei ist extrem mühsam, und verliebte Köche sind auch nicht von der Weite zu erkennen.

Süße Lügen

Falscher Zucker, böses Fett, gute Fructose

Die zweiten Appetitverstärker, die unseren Alltag begleiten und ebenso wichtig für Reproduktion und Überleben sind wie das Salz, sind die Kohlenhydrate. Sie führen uns 3,18 Millionen Jahre zurück in der Evolutionsgeschichte. Nach Äthiopien, wo eine gewisse Lucy vom Baum gefallen war. Mitsamt ihrem aufrechten Gang war die berühmte Vormenschdame, die als unsere aller älteste Ahnin gilt, etwas mehr als einen Meter groß und wog dreißig Kilo.

Kleiner Sprung nach vorn, in der Zeit der Erderwärmung vor ungefähr 10.000 Jahren und zur Neolithischen Revolution. Das Gras wächst. Mais, Reis und Weizen keimen. Roggen, Gerste, Hirse und Hafer sprießen. Das Getreide schießt aus dem Boden, die Menschen werden sesshaft, beginnen mit Ackerbau und Viehzucht und legen sich Vorräte an. Die Erdbewohner der Jungsteinzeit haben erstmals in der Menschheitsgeschichte etwas anderes zu essen als Fleisch, Wurzeln und Beeren. Sie haben Kohlenhydrate und damit Hirnfutter. Ab da entwickelte sich das menschliche Gehirn mit Hochdruck. Der Intellekt entfaltete sich. Der Mensch lernte zu denken. Er aß und wuchs.

Das Getreide, reich an Stärke und Proteinen, wurde zur Leibspeise des Menschen. Mit diesen Süßgräsern begann, was uns heute zu schaffen macht.

Der Dopamin-Haushalt wurde stimuliert. Allem voran vom Zuckerrohr.

Das Wort *śarkarā* gehört zu den ältesten Wörtern der Sprachgeschichte. Vermutlich entstand es im achten Jahrtausend vor Christus in der tropischen Inselwelt des Pazifiks und nahm dann seinen Weg über Indien, Persien und Arabien in den Mittelmeerraum. Es stammt aus dem altindischen Sanskrit, wurde im Arabischen zu *sukkar*, im Griechischen zu *sákcharon*, woraus im Deutschen dann das *Sacharin* wurde. Der Zucker leitete sich vom italienischen *zucchero* ab. Das Gras, das erstmals richtigen Zucker enthielt, hat weltweit eine süße Revolution ausgelöst.

Ebenso wie für das Salz belohnt uns das Dopamin auch dafür, dass wir Zucker essen. Ebenso wie beim Salz hat es damit enorm viel zu tun. Denn ebenso wie das Salz ist Zucker so ziemlich in jedem Lebensmittel enthalten, und nicht nur, weil es von Natur aus süß ist. Wir essen es mit, egal, ob wir wollen oder nicht. Aber das könnte sich ändern.

In Wahrheit muss es sich ändern. Die Zukunft der Ernährung muss ärmer an Kohlenhydraten sein als bisher. Darin sind sich alle einig, die es mit der Gesundheit ernst meinen. Und derzeit sieht es ein bisschen danach aus, als könnte sich die Notwendigkeit wirklich ihren Weg bahnen. Das Rauchen hat man erfolgreich aus der Welt geblasen, das nächste, das man eliminieren wird, ist der Zucker. Die Anfänge sind jedenfalls gemacht, gerade wird ein Trend daraus.

Es ist eine Allianz gegen Zucker, die die österreichische Handelskette Spar mit der Österreichischen Ärztekammer, der Österreichischen Adipositas Gesellschaft, dem vorsorgemedizinischen Institut SIPCAN, der Österreichischen Gesellschaft für Gastroenterologie und Hepatologie, der Österreichischen Anti-Aging-Gesellschaft unter Initiative von Professor Markus Metka samt den Firmen Rauch Fruchtsäfte und Berglandmilch gegründet hat. Zucker raus heißt die Initiative, und wenn man auf die Homepage www.zucker-raus-initiave.at schaut, sind noch eine Menge Unterstützer von Nöm bis Nestlé dazugekommen. Na, mal sehen. Ziel der Kampagne ist es, die Österreicher auf die Unmengen an verstecktem Zucker aufmerksam zu machen, sie aus den Produkten zu entfernen und den Körper an weniger Süße zu gewöhnen. Man kann nur die Daumen halten.

Die WHO hält 25 bis 50 Gramm Zucker pro Tag für ausreichend, das wären sechs bis 13 Stück Würfelzucker für einen Erwachsenen. In Österreich liegt der Durchschnitt bei 91 Gramm, das sind mit 24 Würfelzuckerstückchen am Tag doppelt so viel. Wenn man überlegt, wie viel Würfelzucker man tatsächlich an einem Tag in den Kaffee schmeißt, kann man sich vorstellen, welche Menge, von der man keine Ahnung hat, sich anderswo versteckt. Die schlaue Zuckerindustrie hat sich immer neue Tricks einfallen lassen, wie sie uns zu treuen Kunden machen kann, obwohl wir das gar nicht sein sollten.

Es begann nach dem Zweiten Weltkrieg in den USA. Der Wohlstand machte sich breit, und das meine ich ganz wörtlich. Auf einmal gingen die Menschen in die Breite und mussten sich viel öfter mit Herz-Kreislauferkrankungen herumschlagen. Zuerst dachte man gar nicht an den Zucker. Das Fast-Food war gerade aufgekommen, man hielt es für eine großartige Erfindung. Die Zeiten änderten sich ebenso rasch wie alles andere, die schnelle Ernährung schmeckte genau richtig in einer schnellen Zeit.

Ende der fünfziger Jahre stach der Zucker erstmals aus Ernährungsstudien hervor, es hieß, er sei das Gift und mache die Menschen krank. Keine guten Nachrichten für die Zuckerlobby.

Man reagierte mit dem Prinzip des Zweifels, eine Methode, die sich in Amerika schon oft bewährte. Egal, wie klar die Fakten liegen, man kann an jedem Thema Zweifel aufkommen lassen. Selbst gegen eine Übermacht an Experten kann eine Stimme, die das Gegenteil behauptet, verunsichern. Sie braucht nur einen beeindruckenden Titel und ein bisschen Eloquenz. Findet man niemanden, der beides hat und tatsächlich am Thema zweifelt, sucht man nach jemandem, der keine Scheu hat, seine Überzeugung zu wechseln, oder von vornherein gar keine hat. Ansonsten braucht er entweder einen kleinen finanziellen Engpass oder große Gier. So jemand bringt dann die Saat des Zweifels aus, die bis jetzt noch auf jedem dieser Felder ordentlich aufging.

Um dem bösen Zucker das Mäntelchen des süßen Kerlchens umzuhängen, wandte man sich an zwei renommierte Professoren aus Harvard, beide Ernährungsexperten, die bisher inbrünstig vor Zucker gewarnt hatten. Der Anreiz war offenbar reizend genug, um denselben Zucker von einem Tag auf den anderen total positiv zu sehen. Auf einmal ließen sich die Studien auch ganz anders interpretieren, und schon war der Schuldige an den Herz-Kreislauf-Erkrankungen nicht mehr der Zucker, sondern das Fett. Das war Mitte der sechziger Jahre.

Das alles ist übrigens weder Gerücht noch Vermutung, es ist verbrieft. Wie und an welchen Rädchen gedreht wurde, weiß man haarklein aus Gesprächsprotokollen, auf die zwei Wissenschaftler der Universität von San Francisco gestoßen waren. Darin ist nachzulesen, wie die gesamte westliche Welt unter einem riesigen Zuckerberg begraben werden konnte, aus dem wir uns bis heute mühsam herausgraben müssen. Und der Zuckerberg war nicht die einzige Auswirkung der Manipulation.

Dem Zucker waren die Zähne gezogen worden, die gefälschten Studienergebnisse flossen in die internationalen Ernährungsrichtlinien ein. Es triefte nur so von falschen Behauptungen. In den 1980er-Jahren wurde das Fett, das angeblich Herz und Kreislauf angriff, so richtig zum Schurken. Global und nicht mehr aus der Welt zu schaffen.

Die amerikanischen Supermärkte waren voll von fettarmen oder fettfreien Produkten, langsam füllten sie sich auch bei uns. Fat-Free und Low-Fat war das neue, essbare Credo. Und auch dabei wurden einem die Augen so gut zugehalten, dass man übersah, wie viel Zucker die fettarme Fertignahrung enthielt. Nicht zu vergessen, die fehlenden Sättigungssignale, die vom Fett ausgehen und jetzt ausblieben.

Amerika frisst sich seitdem zu Tode. Noch in den 1980ern waren 13 Prozent der Menschen fettleibig, mittlerweile sind mehr als ein Drittel übergewichtig und an die 28 Prozent adipös. In Europa trägt jeder Zweite Übergewicht mit sich herum, 15 Prozent sind adipös und 16 Prozent kurz davor. Die Fettleibigkeit wurde zu der Epidemie, über die das *New England Journal of Medicine* in seinem Editorial schrieb.

Die Zuckerlobby hält an ihren Überzeugungen fest. Man ist gegen eine Zuckersteuer und für Handelsabkommen mit lockereren Bestimmungen. Es gibt immer noch kein grünes Licht für die europaweite Einführung einer Lebensmittel-Ampel auf den Verpackungen. Man zweifelt nach wie vor an einem Zusammenhang zwischen Zucker und Übergewicht. Und allen, die etwas anderes behaupten, kann eine Klage drohen.

Und dann gibt es noch das Missverständnis mit der Fructose. Sie gilt als der gute Zucker, und dieser Ruf hält sich hartnäckig. Landläufig glaubt man, weil Fruchtzucker im Obst enthalten ist, ist er etwas Natürliches und damit gesund.

Um es gleich ganz deutlich zu sagen: Es stimmt nicht. Denn Fructose ist nicht der Zucker mit den Engelsflügeln, der nur im Obst enthalten ist. Sie ist eine massiv unterschätzte Gefahr, die sich als Fettleber, mit Gicht, Diabetes und dem metabolischen Syndrom bemerkbar machen kann.

Schauen wir uns das Früchtchen genauer an.

Fructose ist das wichtigste Kohlenhydrat der meisten Obstsorten, und Honig besteht zu einem Drittel aus Fruchtzucker. Es ist aber nicht nur ein natürlicher Bestandteil, sondern auch Süßstoff in vielen Lebensmitteln, weil der dort zugesetzte Haushaltszucker, die Saccharose, aus Fructose und Glucose besteht.

In den 1970ern hatte man in den USA damit begonnen, aus Maisstärke den High-Fructose-Corn-Sirup, mit bis zu 90 Prozent Fructose herzustellen. HFCS setzte sich als Zuckerersatz gleich gut durch, weil er fast die doppelte Süßkraft von Saccharose, aber nur ein Fünftel des glykämischen Index von Glucose hat. Außerdem ist der Sirup emotional positiver besetzt als Zucker und lässt sich gut vermarkten, nicht zuletzt in kalorienarmen Light- oder Diabetes-Produkten. Vor allem aber ist er billiger zu produzieren. Gesünder macht ihn das nicht.

Wie wirkt sich dieser Fruchtzucker nun auf den Körper aus?

Zu viel Fructose verhindert die Drosselung eines appetitanregenden Hormons namens Ghrelin. Das Sättigungsgefühl bleibt aus, der Appetit bestehen. Und schon will man auch auf diese Art mehr von dem süßen Zeug, das in enormen Mengen auch in Softgetränken enthalten ist.

Der Körper kann Fructose im Gegensatz zu Glucose nicht speichern, deshalb wandelt er den Überschuss in Fett um und schadet damit der Leber. Die Grenze, über der Fructose die Leber angreifen kann, ist nicht bei allen Menschen gleich. Bei manchen sind 50 Gramm Fruchtzucker täglich schon zu viel, andere vertragen 70.

Ratten, die man mit fruchtzuckerreicher Kost gefüttert hat, hatten nach fünf Wochen eine Leberverfettung. Das entspricht ungefähr dem anfänglichen Stadium eines Leberschadens durch Alkohol. Zusätzlich produziert die Leber mehr Harnsäure, was wiederum die Gicht fördert. Und der Kreislauf geht weiter. Die Fettleber bewirkt, dass der Blutzuckerspiegel morgens zu hoch ist und damit Diabetes entsteht.

Um Sie nicht zu irritieren: Obst ist deshalb natürlich nicht schädlich.

Von frischem Obst stammt eine übermächtige Fructose-Menge jedenfalls nicht. Sofern Sie es nicht kiloweise verschlingen. Ein Apfel, eine Birne oder eine Handvoll Beeren hat jeweils etwa 100 Gramm. Diese Menge gilt als eine Portion und hat je nach Sorte sechs bis zehn Gramm Fructose. Mit 200 Gramm täglich liegen Sie genau richtig.

Die Frage ist eher, wie viel noch aus Brot, Kuchen, Marmelade, Honig und anderen Naschereien zusammenkommt. Und wie versessen man auf Smoothies und Saft ist. Mit einem Smoothie trinkt man so viel Obst, wie man in drei Tagen nicht essen sollte. In einem Glas Apfelsaft stecken allein sechs Äpfel und damit ein Vielfaches an Fruchtzucker.

Zu viel Zucker macht dick, zu viel Zucker macht krank. Und als ob das noch nicht genüge: zu viel Zucker macht alt.

Er ist ein wahrer Turbo für den Alterungsprozess. Verbindet er sich mit Aminosäuren, entstehen zum Beispiel die ungeliebten Altersflecken. Was man allerdings in Zaum halten kann. Glukosamin als Nahrungsergänzung und das Alzheimer-Mittel Memantin hemmen diese Verbindung.

Der Fruchtzucker mischt auch in Sachen Alterung kräftig mit und dreht frech an der Uhr. Vor allem in Zusammenhang mit den AGEs im Gehirn, den sogenannten Advanced glucation endproducts. Diese Abfallprodukte stammen vorwiegend aus der Kombination von Eiweiß und Zucker, viele auch vom Erhitzen von Nahrung über 120 Grad, man sollte sich also beim Grillen ruhig an sie erinnern. Sie kennen sicher auch den braunen Sirup, der entsteht, wenn man Zucker und Fett erwärmt.

Für den Körper sind die AGEs vollkommen unbrauchbar, weil sie nicht verstoffwechselt werden. Sie machen bloß der Niere Arbeit, die sie ausscheiden muss. Das gelingt ihr auch nie ohne Rückstände, die der Körper irgendwo einlagern muss. Genau diese Reste machen dann eines Tages Probleme. Und Fruchtzucker fördert die Bildung dieser AGEs im Gehirn.

Ein Versuch mit Ratten zum Thema AGE brachte es zu einiger Berühmtheit. Die Tiere, die mit ihrem Wasser Fructose mittranken, brauchten viel länger, um aus einem Labyrinth herauszufinden. Und das ist nur ein Beispiel von vielen. Fruchtzucker verändert mehr als zweihundert Gene, die im Gehirn arbeiten, und trägt einiges zu einer Fettleber bei. Pyridoxamin, als Vitamin B6 ein richtiges Arbeitstier, ist ein gutes Mittel gegen diese AGEs.

Um die Liste der Feinde in unserem Essen zu vervollständigen:

Salz und Zucker sind die häufigsten Geschmacksverstärker, gleich dahinter folgen aber Glutamat und Zitronensäure. Ist man ein aufmerksamer Leser von Zusatzstoffen auf den Lebensmittelpackungen, kennt man die Viererbande auswendig. Was man vielleicht nicht weiß: Glutamat und Zitronensäure verstärken die Aufnahme von Aluminium im Gehirn, es passiert dann leichter die Hirnschranke. Das ist für das Mamma-Karzinom ebenso schlecht wie für Alzheimer.

ESSEN IST GESUND, HUNGER HÄLT UNS AM LEBEN

IMMER DIESER VERDAMMTE APPETIT

An sich war der Plan mit den Kohlenhydraten genial. Der Homo sapiens hat einen Evolutionssprung gemacht und wuchs zu dem denkenden Wesen heran, das er heute ist. Um so zu wachsen, brauchte er das Kraftfutter, insbesondere fürs Gehirn, das am meisten Energie verbraucht, und die Kohlenhydrate waren eine bessere Nahrung als alles, was es davor zu essen gab.

Um immer brav aufzuessen, brauchte der Mensch den Appetit. Mehr noch, er brauchte den Hunger. Und nicht nur ein bisschen Kohldampf, sondern richtigen Hunger, denn das Wachsen und die Erhaltung der Säugetiere fraß richtig viel Energie. Deshalb wurde jeder Bissen belohnt, weil jeder Bissen Weiterleben bedeutete. Und Weiterleben bedeutete: sich vermehren und nur nicht sterben.

Derselbe geniale Mechanismus, der Voraussetzung für die Menschwerdung war, ist heute eine unserer größten Sorgen. Er ist das Todesurteil für den modernen Menschen, wenn er sich überfrisst.

Manchmal fragt man sich fast, ob dieser denkende Mensch nicht einfach das Essen abschaffen könnte, um aus dieser Zwickmühle herauszukommen. Mitunter hört man ihn geradezu, den Stoßseufzer der Menschen im Dopamin-Zeitalter: Wäre es nicht viel besser, sich keine Gedanken mehr machen zu müssen, was, wann und ob man überhaupt etwas isst? Gar nicht erst mit etwas anzufangen, ist leichter, als damit zur rechten Zeit aufzuhören. Das kennen wir von allem, was Sucht erzeugt, vom Rauchen bis zum übermäßigen Essen.

Ja, vielleicht wäre es einfacher. Aber das Gedankenmodell scheitert schon daran, dass der Homo sapiens nach wie vor wächst und dafür nach wie vor Energie aus der Nahrung braucht. Der Mensch kommt unreif zur Welt, allein aus dieser Unreife heraus muss er wachsen. Dazu braucht er den Hunger. Den Hunger als den Freund, den auch schon unsere gute alte Lucy hatte. Den Hunger, ohne den das Menschengeschlecht ausgestorben wäre.

Heute ist der Hunger samt seinem kleinen Bruder, dem Appetit, zum Feind geworden. Statt Begleiter des gesunden Verzichts zu sein, ist er Handlanger des ungesunden Immer-mehr-Wollens. Der Hunger, der uns am Leben hält, ist zu einem nimmersatten Monster angeschwollen.

Deshalb ist es in der Forschung der Überflussgesellschaft mittlerweile eine der wichtigsten Überlegungen, wie wir unseren enormen Hunger reduzieren können. Würde man das der Evolution erzählen, sie griffe sich auf den Kopf. Dabei ist es ein simpler Kreislauf.

Eine der Hauptbeschäftigungen der Menschheit in unserem privilegierten Teil der Welt ist Abnehmen, um gleich darauf wieder zuzunehmen. Der Jojo-Effekt nach den Hunderten von Diäten, mit denen wir den Körper nicht nur malträtieren, sondern definitiv schädigen, macht jede Anstrengung zunichte. Und zwar aus einem einzigen Grund: weil der Hunger immer wieder zurückkommt.

Das Problem Übergewicht ist weltweit im Steigen. Und mit ihm steigt der Body Mass Index, eine von der Weltgesundheitsorganisation eingeführte Norm zur Bewertung von Übergewicht und der damit verbundenen Gesundheitsrisiken. Man berechnet den BMI mit dem Verhältnis des Gewichts in Kilogramm zur Größe in Metern zum Quadrat.

$$\text{BMI} = \frac{\text{Körpergewicht}}{(\text{Körpergröße in m})^2}$$

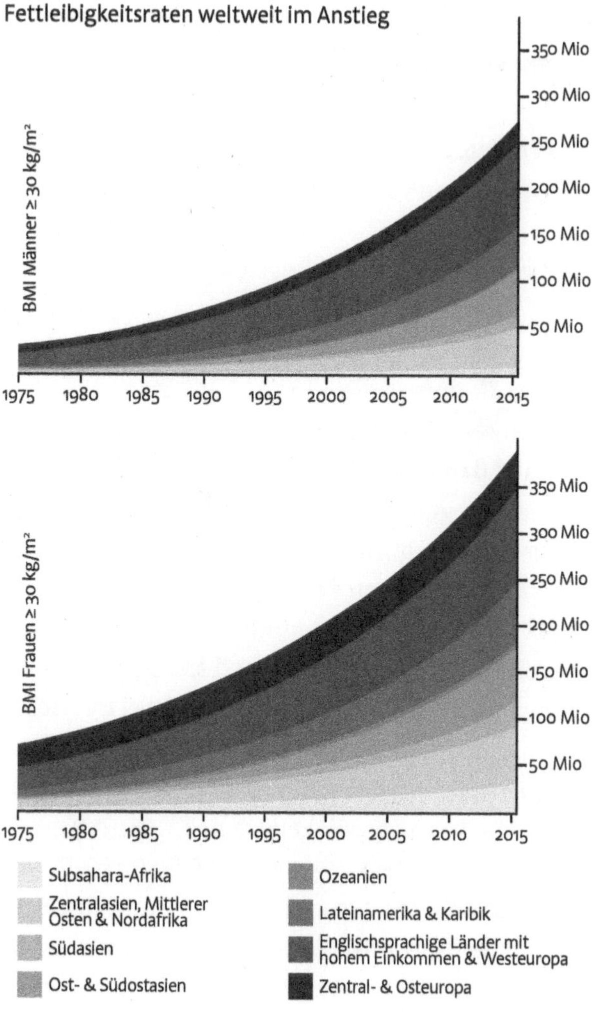

Die Ergebnisse liegen zwischen 16.5 und 35.

- Mit Werten von 17 bis 18,5 ist man leicht untergewichtig.
- Zwischen 18,5 und 24,9 liegt man im grünen Bereich, hier herrscht Normalgewicht.
- Von 25 bis 29,9 befindet man sich in der präadipösen Zone, hier spricht man von Übergewicht.
- Und die Werte 30 bis 34,9 bezeichnen Adipositas.
- Alles darüber ist schwere Fettleibigkeit.

In jüngster Zeit wird neben dem BMI auch der abdominale Umfang und damit das abdominale Fett berücksichtigt.

Österreich liegt mit einem durchschnittlichen BMI von 23 gar nicht so schlecht, nur Frankreich und Italien haben in Europa einen niedrigeren Prozentsatz an zu üppigen Mitbürgern. Was aber nicht darüber hinwegtäuscht, dass jeder fünfte Österreicher übergewichtig ist und sieben Prozent der Bevölkerung fettleibig sind. Männer gehen dabei mit sich selbst nicht so hart ins Gericht wie Frauen. Sie sind mit ihrem Gewicht meistens zufriedener, obwohl sie häufiger als Frauen weit über dem Normalgewicht liegen.

Und doch haben die Frauen das größere Problem, weil sie für die Erhaltung der Art und das Wachstum des Embryos mehr Verantwortung tragen als Männer. Nach wie vor sind es ja die Frauen, die schwanger werden und neues Leben auf die

Welt bringen. Und dazu sind ein paar Mechanismen notwendig, die geradezu nach Kohlenhydraten schreien.

Der eine Mechanismus betrifft die werdende Mutter. Um das Kind in der Gebärmutter ausreichend zu ernähren, geht die Schwangerschaft mit einer Insulinresistenz einher. Ab dem vierten Monat reagieren die Zellen der Mutter nicht mehr so gut auf den Signalstoff Insulin und lassen weniger Zucker rein.

Die schwangere Frau macht praktisch ihre eigenen Zellen für Kohlenhydrate dicht und taub gegenüber Insulin. Der Insulinspiegel steigt, weil die Bauchspeicheldrüse den Zucker trotzdem in die Zelle transportieren will, und das, wenn überhaupt, nur mit viel Insulin fertigbringt.

Ein derart hoher Zuckerspiegel ist im Normalfall ein Risiko; es ist, als hätte die Frau einen Vorstufen-Diabetes. In der Schwangerschaft geht die Natur dieses Risiko vorübergehend ein, weil das Baby den Zucker für die Entwicklung seines Gehirns braucht. Der Zucker bleibt im Blut und wird auf die Art zum Fötus befördert.

Ein weiterer Mechanismus betrifft die werdende Frau. Auf dem Weg zur Geschlechtsreife braucht ein Mädchen eine Menge Hunger. Um einer Schwangerschaft überhaupt gewachsen zu sein, ein Kind austragen und es nach der Geburt stillen zu können, sind 140.000 zusätzliche Kilokalorien nötig.

Um sich die zulegen zu können, beginnt der weibliche Organismus in der Pubertät wie verrückt Fettzellen zu bilden, am Popo, an den Hüften, um den Bauch. Auch dieser Mechanismus ist eine Insulinresistenz, man nennt sie polyzystisches Ovar, kurz PCO. Junge Mädchen machen damit dieselbe zuckerkrankähnliche Phase durch wie Schwangere. Beides zur Erhaltung der Art.

Wenn die Frau geschlechtsreif ist, und alles einmal soweit überstanden scheint, geht es erst so richtig los. Das Östrogen hat sich in den Organismus geschlichen und rekrutiert das körpereigene Cannabis. Und es rekrutiert nach Kräften. Östrogen treibt das Körperhaschisch nach oben, und verstärkt damit wiederum den Belohnungseffekt des Dopamins.

Und nicht nur das. Östrogen hemmt auch den Abbau der Cannabinoide, sie bleiben länger im Körper. Dasselbe Ringelspiel wird übrigens beim Alkohol angeschubst. Trinkt man bei hohem Östrogenspiegel Alkohol, wird der Ruf nach mehr lauter und die Lust darauf stärker.

Genau diese Zweifach-Strategie des Organismus ist der Grund, warum die Frau mehr Gewichtsprobleme hat als der Mann. Jedes Mal, wenn sie etwas isst, wird sie doppelt dafür belohnt. Vom Dopamin und von den vom Östrogen unterstützten Cannabinoiden.

Das Management der Übergewichtigkeit muss also langfristig gegen den Hunger gerichtet sein. Er ist der Treiber, der alle Bemühungen nach dem erfolgreichen Abnehmen wieder zunichtemacht. Den Lebensstil zu ändern, ist schwierig und langwierig, aber immer noch die gesündeste Art, den Hunger im Zaum zu halten. Liegen Essstörungen mit psychischen Ursachen vor, ist der Hunger nur ein untergeordnetes Problem, und die Therapie muss sich mit den eigentlichen Auslösern beschäftigen. Und chirurgische Interventionen müssen schon sehr gewichtige Gründe haben.

Medikamente bringen laut einer Studie, die in der Zeitschrift Lancet veröffentlicht wurde, drei bis zehn Prozent Gewichtsabnahme. Testpersonen, die nach dem Abnehmen ihr Gewicht ohne Medikamente halten wollten, wogen nach und nach annähernd wieder so viel wie vorher. Die Probanden, die Mittel gegen den Hunger bekamen, hielten ihr Gewicht. Den Appetit mit Medikamenten zu zügeln, funktioniert, wie wir noch sehen werden. Wir müssen nur die Neurotransmitter an ihrer Arbeit hindern.

Was uns den Appetit verderben kann
Die Unterdrückung der Neurotransmitter

Eigentlich sind es ausgesprochen sympathische Zeitgenossen. Wir nennen sie Glückshormone, weil sie uns belohnen. Dass es mittlerweile, wie wir schon wissen, oft genug das Falsche ist, wofür sie ihr Füllhorn für uns öffnen, kann man schließlich nicht ihnen vorwerfen. Sie sind nicht schuld an den Keksen und Burgern dieser Welt mit all ihrem Salz und Zucker, für die sie bravo schreien müssen. Sie machen nur die Arbeit, für die sie die Evolution engagiert hat.

Im Grunde ist ihr erlernter Beruf ohnehin ein etwas anderer. Sie sind die Übersetzer im Gehirn, eine Art chemischer Briefträger. Sie geben Informationen so weiter, dass kein Chaos entsteht. Ohne Neurotransmitter könnten wir nicht denken, und so einiges andere auch nicht.

Wenn unsere Neuronen miteinander reden, benutzen sie dafür zwei Sprachen: Elektrisch, innerhalb des Neurons, und Biochemisch, zwischen den Neuronen. Über die Verbindungen zwischen ihnen, den Synapsen, kann sich ein einziges Neuron mit Tausenden anderen verständigen. Die biochemischen Substanzen zur Übertragung der Signale sind die Neurotransmitter.

Sie überbrücken den Spalt zwischen dem Endknopf der sendenden Nervenzelle und der postsynaptischen Membran der empfangenden Nervenzelle, den der elektrische Nervenimpuls nicht überspringen kann. Es genügt, wenn sie sich den Spalt merken.

Die Neurotransmitter sind in eine Art Pakete verpackt, den Vesikeln, die sich auf ein elektrisches Signal hin öffnen und ihren Inhalt in den Spalt zwischen den Neuronen schütten. Die Neurotransmitter docken an den Rezeptoren des gegenüberliegenden Neurons an, das Ganze funktioniert wie Schlüssel und Schloss. Es passt immer nur ein Typ Neurotransmitter zu einem Typ Rezeptoren. Anders gesagt: Es dürfen nicht schon andere Neurotransmitter am Rezeptor lagern. Wie das chemische Signal dann wieder in ein elektrisches übersetzt wird, muss nicht erklärt werden, es tut hier nichts zur Sache.

Die Wirkung der Neurotransmitter ist entweder auslösend oder hemmend. Entweder bringen sie etwas in Gang oder sie verhindern es. Nach der Signalübertragung muss die Synapse wieder neu funktionsfähig werden. Der Transmitter wird entweder wiederverwertet oder abgebaut. Medikamente, Drogen und Gifte stören dieses eingespielte Treiben. Sie blockieren Rezeptoren oder hemmen die Wiederaufnahme. Bei Arzneien ist das der Plan, bei Drogen oder Giften die Gefahr.

Es gibt verschiedene Neurotransmitter-Systeme, jeder Botenstoff hat sein spezielles Netzwerk. Eines davon ist das für uns interessante dopaminerge System. Es geht vom Mittelhirn aus und reicht bis zum Großhirn und dem limbischen System. Soweit das Grundsätzliche.

Warum erzähle ich Ihnen das so genau?

Weil es diese an sich sympathischen Zeitgenossen sind, die uns heute das Leben schwer machen, indem sie uns aus uralter Gewohnheit daran hindern, leichter zu werden. Und weil man wissen muss, wie sie funktionieren, um zu begreifen, wie man ihnen das Handwerk legen kann. Was mittlerweile gelungen ist. Es gibt Medikamente, die uns das Fasten erleichtern.

Eines gleich vorweg:

Die Präparate, über die wir hier reden, sind verschreibungspflichtig und nur unter genauer ärztlicher Anleitung einzusetzen.

Man holt sich nicht einfach rasch ein Rezept, um flott ein, zwei Kilos abzunehmen und wieder ins Ballkleid oder den Bikini zu passen. Niemand verabreicht es Frauen, die ein bisschen an den Hüften angesetzt haben. Das kann subjektiv empfunden durchaus schwer wiegen, ist aber kein Grund, mit Bomben auf Spatzen zu schießen. Geht es nur um ein paar Kilo Unbehagen, streichen Sie am besten das Abendessen und den Alkohol, dann nehmen Sie sofort ab.

Kein Medikament, über das wir hier reden, ist dazu da, den Status quo aufrechtzuhalten, und nur die Folgen zu vermeiden. Die Mittel werden dann eingesetzt, wenn die Folgen schon da sind. Bei schwerem Übergewicht, das drauf und dran ist, Schaden anzurichten oder schon welchen angerichtet hat. Die Wissenschaft hat für den Ernstfall vorgesorgt, die Botschaft ist nicht: Macht weiter wie bisher, voilà, da haben wir die Medikamente für euch im Bauchladen.

Die Botschaft ist: Es gibt etwas, das im Notfall hilft. Ich möchte damit zeigen, wohin die Reise in der Medizin auf diesem Gebiet führt.

Es gibt sie also, die Medikamente, mit denen sich der Hunger ohne bedrohliche Nebenwirkungen unterdrücken lässt und das Fasten leichter fällt. Und es sind keine Mittel, die irgendetwas mit der Riege der herkömmlichen Appetithemmer oder Fettblocker, womöglich noch aus dem Internet, zu tun haben, die sich noch nie irgendwelche Lorbeeren geholt haben. Man kennt ihre Schwachstellen. Den Sättigungseffekt, den man später kompensiert, indem man mehr isst als vor dem Abnehmen.

Man weiß, dass sie abführend wirken, und der Gewichtsverlust letztlich gar nicht echt ist, weil man bloß Wasser losgeworden ist. Ein paar arbeiten mit Quellstoffen, blähen und verursachen Verstopfung.

Wir beschäftigen uns hier mit Mitteln, die dem Hunger dort begegnen, wo er herkommt. Im Hypothalamus, wo der Schalter umgelegt wird. Dort zügeln Anorektika wie Liraglutin den Appetit, dort verdirbt uns ein Peptidhormon wie Glucagon-like Peptid 1 den Hunger.

GLp-1 wird im Darm und im Gehirn gebildet und, während wir essen, im Blut freigesetzt. Unter vielen anderen Aufgaben, die wir noch gar nicht alle kennen, hat die Natur dieses Hormon dafür vorgesehen, den Glucagon-Spiegel zu senken, die Entleerung des Magens zu verzögern und das Hunger- und Durstgefühl zu hemmen. Genau die Eigenschaften, die dazu führen, dass das Interesse am Essen nachlässt. Wenn das GLp-1 ansteigt, ist der Hunger weg.

Das war ein Fressen für die Forschung.

Liraglutid, so der chemische Name des Produkts, ist eine Kopie dieses Hormons. Es dockt an GLP-1-Rezeptoren in Stoffwechsel-relevanten Hirnzentren an und nutzt damit zentrale neurophysiologische Mechanismen. Die pharmakologische Kopie der Wirklichkeit. Die Übung war also gelungen.

Das einzige, woran es krankte, war die eher kurze Halbwertszeit bei der Infusion. Die Wirkung des Peptids verpuffte zu schnell. Also versah man den natürlichen Stoff mit zwei kleinen Änderungen: eine Fettsäure und eine Aminosäure, die die Halbwertszeit verlängern. Das Ergebnis heißt Saxenda. Es ist das einzige Mittel, das auf diese Art wirkt. Salopp gesagt, verdirbt es einem gründlich den Appetit. Es ist ein Antidiabetikum und damit schon gar kein Freibrief dafür, dem Belohnungssystem des Dopamins so nebenbei ein Schnippchen zu schlagen.

Saxenda ist verschreibungspflichtig und nur unter genauer ärztlicher Anleitung einzusetzen, und selbst dann sollte man den Beipacktext lesen. Da man es täglich spritzen muss, kann man sich die Injektionen selbst setzen. Aber alles immer in Absprache mit Arzt oder Ärztin.

Das Liraglutid wirkt direkt im Gehirn. Es kann die Blut-Hirn-Schranke überwinden, die Barriere zwischen den Flüssigkeitsräumen von Hirn und Zentralnervensystem, die das Hirn üblicherweise vor Krankheitserregern, Toxinen oder Botenstoffen schützt, die im Blut zirkulieren. Das GLp-1 wirkt also direkt am Tatort.

Wie es dort wirkt, ist in mehreren Langzeitstudien mit Tausenden Testpersonen gut untersucht. 1.800 Probanden waren übergewichtig und hatten Prä-Diabetes. Eine andere Studie beobachtete 1.900 Personen, darunter Diabetiker. Eine dritte Studie beschäftigte sich mit 1.900 Frauen, die abgenommen und dann wieder zugenommen haben. Und eine vierte Studie erforschte an 3.900 Personen den Zusammenhang von Übergewicht und Apnoe. Das ist schon ein gewaltiges Studienpotenzial.

Es zeigte sich, dass die Patienten mit Prä-Diabetes in Gruppe eins acht Prozent Gewicht verloren, und dabei in 80 Prozent kein Diabetes entstand. Die Diabetiker in Gruppe zwei, die an sich schlecht abnehmen, verloren sechs Prozent ihrer Kilos, und ihr HbA1c, der Parameter für Diabetes, verbesserte sich. Die Frauen in Gruppe drei konnten ihr Gewicht nach dem Abnehmen nicht nur zu 81 Prozent halten, sie wurden noch weitere sechs Prozent ihrer Kilos los. Und die Schlafapnoe in Gruppe vier konnte um zwölf Prozent reduziert werden, zusätzlich dazu nahmen die Probanden ebenfalls noch sechs Prozent ihres Gewichts ab.

All das verläuft natürlich nicht ganz ohne Nebenwirkungen, wobei sie sich in diesem Fall in Grenzen halten. 93 Prozent der Testpersonen, also fast alle, spürten im Darm ein unangenehmes Sättigungsgefühl, sie fühlten sich aufgebläht. An sich eine erfreuliche Reaktion, weil der Körper damit sagt: Danke, ich habe genug, kein Appetit auf mehr. Das erklärte Ziel ist erreicht, tatsächlich möchte man nichts essen. Das Völlegefühl nimmt man mit nicht allzu viel Unmut in Kauf.

Bei manchen Menschen schlägt die Behandlung mit Liraglutid allerdings überhaupt nicht an. Nimmt der Patient nach zwölf Wochen Therapie mit drei Milligramm pro Tag nicht mindestens fünf Prozent des ursprünglichen Körpergewichts ab, bricht man die Sache ab und schaut sich nach etwas anderem um.

Chirurgische Intervention, mit der man 20 bis 40 Prozent an Gewicht verliert, ist da keine Alternative. Sie ist wirklich nur für morbide Adipositas bestimmt.

Ein zweiter Wirkstoff, der Übergewichtige beim Abnehmen unterstützt, ist der Lipase-Hemmer Orlistat, der oft im Langzeit-Management gegen Adipositas eingesetzt wird. Er wirkt anders als Liraglutid auf die Fettverdauung.

Lipasen sind Enzyme, die der Magen und die Bauchspeicheldrüse ausschütten, um das in Form von Triglyceriden vorliegende Fett nach dem Essen aufzuspalten. Ohne diese Spaltung gelangen die Fette nicht ins Blut. Sie können nicht resorbiert werden, gehen durch und werden über den Darm ausgeschieden. Orlistat hemmt also die Fettverdauung und damit die Kalorienzufuhr. Fett ist immerhin der Nährstoff mit der höchsten Kaloriendichte.

Das Mittel, das den Wirkstoff enthält, heißt Xenical und ist in der höheren Dosis von 120 Milligramm verschreibungspflichtig, 60 Milligramm gibt es ohne Rezept. Damit kann man einmal beginnen. Im Normalfall hat es kaum Nebenwirkungen, außer dass man sich auf der Toilette einquartieren muss, sofern man trotzdem fettreich isst. Irgendwo muss das durchgeschleuste Fett schließlich hin. Um Mangelerscheinungen zu vermeiden, ist zusätzliches Vitamin D und E nötig, weil auch die fettlöslichen Vitamine nicht mehr besonders gut resorbiert werden können.

Das Mittel ist eine Hilfe zum Abnehmen bei einem Body Mass Index von 30 und darüber. Allerdings nur, wenn man ansonsten gesund ist, vor allem wenn die Leber noch nicht angegriffen wurde, was bei übergewichtigen Menschen oft vorkommt. Xenical kann die Leber zusätzlich belasten. Zu lange und in zu großen Dosen sollte man die Kapseln deshalb auf keinen Fall schlucken.

Eine Metaanalyse verspricht einen schönen Erfolg: Nach drei Monaten des Beobachtungszeitraums von insgesamt einem Jahr hatten 21 Prozent der Testpersonen fünf über die Placebo-Gruppe hinausgehende Prozent ihres Gewichts verloren; bei zwölf Prozent der Leute waren es sogar zehn Prozent mehr als bei der Placebo-Gruppe. Es zeigte sich, dass Herz und Gefäße von Orlistat profitierten und sich der Blutdruck ebenso verbesserte wie die Cholesterinwerte. Und das, obwohl die Testpersonen ihren Lebensstil außer einer Fettreduktion kaum geändert hatten.

Fett hat eine Bedeutung für die Krebszelle. Deshalb reduziert alles, was man zur Gewichtsreduktion nimmt, auch den Krebs in der Zelle. Die Liste der Karzinome, die Xenical günstig beeinflusst, ist dabei lang. Es betrifft die Prostata, die Eierstöcke, die Brust, die Schilddrüse, den Dickdarm, die Blase, die Lunge, den Mund, die Zunge, die Speiseröhre, die Leber, die Bauchspeicheldrüse und den Magen. Auch Zucker kann zu Fett umgewandelt werden, was gleichzeitig die Krebszelle anregt. Die Fettsäuresynthese ist also krebsauslösend.

Es gibt eine Reihe von Lipase-Hemmern, die derzeit noch in Entwicklung sind. Interessant ist aber, dass diese Lipase-Hemmer auch in der Natur vorkommen. Sie wirken zwar nicht genauso gut, aber die Evidenz ist ähnlich. Zum Beispiel Sandelholzextrakt. Das kann man sogar auf die Haut auftragen, da gibt es eine Creme.

Ein anderes Naturmittel ist der Zungenbrecher Epigallocatechin, kurz EGCG, mit dem wir einen schnellen Abstecher nach China machen. Dort wird nach einer üppigen Mahlzeit eine Mokkatasse serviert, in der statt dunkelbraunem Kaffee eine grüne Flüssigkeit serviert wird. Als Nicht-Chinese braucht man gar nicht erst probieren, diese paar Schlucke hinunterzubringen. Es ist grüner Tee in seiner intensivsten Form, es ist das natürliche Xenical der Chinesen.

Und dann gibt es noch das Lutoin. Hat man selten gehört, kommt aber in vielen Pflanzen und Obstsorten vor: im Ginster, in der Petersilie, in Artischockenblättern ebenso wie in den Navelorangen, in Karotten, Sellerie und Olivenöl, in grünem Pfeffer, der Kamille, der Pfefferminze, in Thymian, Rosmarin und im Oregano. Es wirkt übrigens auch erhöhter Harnsäure entgegen und der daraus folgenden Gicht. Sehr sympathische Substanz.

ESSEN IST GESUND, HUNGER SCHÜTZT VOR ALTER

WAS DEN EMBRYO SCHNELL WACHSEN LÄSST, LÄSST UNS LANGSAMER ALTERN

Als die Herzogin von Cambridge mit Prince George schwanger war, bekam eine Krankheit namens Hyperemesis gravidarum so viel Presse wie noch nie. Kate litt unter dieser schweren Form der morgendlichen Übelkeit und musste sogar im Krankenhaus behandelt werden. Die Medien überschlugen sich mit Vermutungen und Erklärungen und übertrafen sich gegenseitig mit Antworten auf die Frage, warum dieses Schicksal ausgerechnet die Frau des gegenwärtigen Thronfolgers Prinz William treffen musste.

Die Wahrheit ist: Es trifft nicht nur die Frau des Thronfolgers, sie ist nur prominent genug, um daraus eine große Story zu machen. Wäre sie schwanger geworden, als sie noch Kate Middleton war, hätte kein Journalist nach ihrer Morgenübelkeit gekräht, und wenn sie noch so gravierend gewesen wäre. Und Hyperemesis ist auch kein Schicksal. Ganz im Gegenteil.

Sich zu übergeben, hat nie wieder im Leben derart erfreuliche Hintergründe. Der Auslöser dafür wird in einem höheren Hormonspiegel vermutet, ein gesundes Zeichen in diesen anderen Umständen. Mütter, die unter der Morgenübelkeit leiden, brauchen sich keine Sorgen zu machen.

Es gibt also keinen Grund, zu befürchten, dass dem Baby etwas passiert, selbst wenn Frauen bis in die 13. oder 14. Woche hinein erbrechen. Es ist zwar nicht angenehm für die Mutter, gleichzeitig Hunger zu haben und wenig behalten zu können, aber es ist wichtig für das Kind.

Wie eine Studie der Universität von Toronto, veröffentlicht in der Zeitschrift *Reproductive Toxicology*, belegt, muss die morgendliche Übelkeit kein Nachteil für ein Baby sein. Und nicht nur das. Die Arbeit von Gideon Koren, einem Spezialisten für Kinderheilkunde, ortet auch weniger Missbildungen und seltener Früh- und Fehlgeburten.

Das heißt: Die Hyperemesis greift positiv in die Embryogenese ein, das Kind hungert und kann mit diesem Hunger etwas bewirken. Und schon begegnen wir wieder einer Form von Nahrungskarenz, die gut für uns ist.

Das Hungern stimuliert das Immunsystem, und das ist nicht nur im Hinblick auf die Abwehr von Bakterien und Viren wichtig. Das Immunsystem ist in der Embryonalzeit wesentlich dafür verantwortlich, dass sich das Kind richtig entwickelt. Das wird nicht von den Genen gesteuert, sondern vom Immunsystem.

Und dasselbe Immunsystem bewirkt mit denselben Mechanismen, dass wir uns vor dem Altern schützen können. Ein ganz neuer Aspekt. Wir haben als Embryo mehr mit unserer gealterten Version gemeinsam, als wir glauben.

Schwangerschaft und Altersschutz hängen also zusammen. Deswegen gibt es auch Überlegungen, ob bei den Säugetieren die Lebenszeit einer Spezies nicht schon in der Schwangerschaft mitbestimmt wird. Relativ fertiger Nachwuchs braucht wenig Fürsorge, die Eltern müssen nicht lange leben. Kommen aber, wie beim Menschen, die Jungen sehr unreif zur Welt, müssen die Eltern länger für sie da sein, weil sonst die Gattung ausstirbt.

Was genau macht nun die Parallelität zwischen uns als Embryos und uns alten Menschen aus?

So unvereinbar uns die beiden Lebensphasen erscheinen, die Antwort ist eigentlich unspektakulär. Es geht schlicht darum, unnötiges Gewebe zu entsorgen.

Durch die erzwungene Nahrungskarenz der mütterlichen Übelkeit bekommt das Kind in der Aufbauphase dieselben senolytischen, also den Alterungsprozess unterbrechenden, Befehle, die das Immunsystem im Alter verwendet, um altes Material zu entsorgen. In beiden Fällen sind damit die seneszenten, also die gealterten, Zellen gemeint, die sich nicht mehr teilen, aber toxische Substanzen abgeben, die umliegendes Gewebe schädigen können. Mit dem Alter haben wir immer mehr dieser Zellen im Organismus, die auch mit Diabetes, kardiovaskulären Erkrankungen, Krebs, Demenz, Arthritis und Osteoporose in Zusammenhang gebracht werden.

Man fragt sich, was bei einem Embryo, der sich gerade ausbildet, denn schon entfernt werden muss. Es ist mehr, als wir denken. Im Heranreifen machen wir verschiedene Entwicklungsstadien durch, wir haben Anlagen zum Reptil, zum Vogel, zur Kaulquappe oder zum Fisch. Die meisten Zellen werden modifiziert und wandeln sich einfach zu dem um, wofür sie beim Menschen bestimmt sind. Andere sind überflüssig und müssen weg. Was immer da an unnötigem Gewebe anfällt, will entsorgt werden.

Einfaches Beispiel: Die Schwimmhäute des Embryos in den ersten Schwangerschaftswochen, fachlich heißen sie Interdigitalfalten. Das Immunsystem eliminiert diese überflüssige Haut zwischen den Fingern und Zehen auf dieselbe Art, wie es später alte Zellen aus der Haut entfernt.

Überhaupt ist die gesamte Reproduktion beim Säugetier vom Immunsystem gelenkt. Die Fruchtblase springt auf ein Signal des Immunsystems. Über die Plazenta sagt das Immunsystem dem Baby: Jetzt musst du raus.

Die Formierung der Organe, das Werk des Immunsystems. Das ist auch die Erklärung, warum eine Infektionserkrankung wie die gefürchteten Röteln in der Schwangerschaft Missbildungen hervorruft. Es ist nicht das Toxin, das Virus, das Bakterium, es ist das in seiner Arbeit gestörte Immunsystem.

Das Immunsystem ist der ewige Dirigent im Körper, der die Symphonie, die das Leben spielt, von Anfang bis Ende begleitet. Es formt das Baby und hemmt den Alterungsprozess. Schwangerschaft und Altersschutz hängen zusammen. Embryonalzeit und Altern werden nun verbunden. Das Bindeglied ist unter anderem auch das Fasten. Der Hunger ist damit so etwas wie der Animateur des Immunsystems. Ohne Essen sinken der Insulin- und Glucosespiegel. Das wiederum setzt ein ausgeklügeltes Spiel in Gang.

Letztlich formiert sich ein holistisches System, das die Embryogenese mit der Immunabwehr gegen Feinde und gegen den Alterungsprozess verbindet. Im Mutterleib wirkt es für die Entwicklung des Babys und im Alter als ein patentes, natürliches Anti-Aging-Mittel. Auch die Wundheilung folgt dem Prinzip, ebenso wie die Unterdrückung des Karzinoms. Funktioniert sie nicht, altern wir und bekommen Krebs.

Übrigens könnte auch das HP-Virus beim Mann in dieses komplexe Zusammenspiel verwickelt sein. Wir wissen, dass das HPV beim Mann die Befruchtung stört, Männer mit HPV haben Schwierigkeiten, Kinder zu zeugen. Den Grund dafür ortet man darin, dass das Virus in die frühe Embryonalentwicklung involviert sein könnte. Das kann zu einer höheren Abortrate führen. Eine ganz neue Vermutung.

Man denkt hier, wenn auch noch mit einem fetten Fragezeichen, in Richtung Konservierungsmittel, die teilweise auch ins Immunsystem eingreifen. Denn dann muss man sich überlegen, ob nicht auch der Schutz vor dem Alterungsprozess durch eine Beeinflussung des Immunsystems gestört wird.

Jedenfalls fällt einem schnell der berühmte Ausspruch ein: Je länger die Milch hält, umso kürzer hält der Mensch.

Noch ist es ein Gedankenspiel, aber es wird publiziert und diskutiert. Gerade in Junk-Food sind Konservierungsmittel en masse drinnen. Ich nehme nur zwei heraus.

Nummer eins: Schwefeldioxid. Über E220 unter den E-Nummern lässt sich nachlesen: »Künstlich hergestellter Konservierungsstoff. Wird vorwiegend in Weißweinen, Trockenfrüchten und Kartoffelerzeugnissen eingesetzt. Behindert die Aufnahme von Vitamin B1 und kann bei empfindlichen Menschen zu Kopfschmerzen und Übelkeit führen, ab 25 mg pro Liter Wein. Bei Asthmatikern kann das sogenannte Sulfit-Asthma hervorgerufen werden.«

Nummer zwei: Biphenyl. Es kommt gegen Schimmel- und Pilzbefall auf den Schalen von Zitrusfrüchten oder deren Einwickelpapier zum Einsatz. Ein Ratgeber warnt ausdrücklich: »Beim Schälen überträgt man mit den Fingern einen Teil des Mittels auf das Fruchtfleisch, daher Hände nach dem Schälen oder Berühren des Einwickelpapiers gründlich waschen. Im Tierversuch wurden bei hohen Konzentrationen innere Blutungen und Organveränderungen beobachtet.« Mit Biphenylen behandelte Früchte müssen entsprechend gekennzeichnet sein.

Wir schützen unsere Nahrung mit Substanzen, die unser Immunsystem malträtiert. Grotesk, nicht?

Natürlich ist selbst das System, das uns vor dem Altern schützt, nicht dagegen immun. Auch das Immunsystem wird älter und schwächer. Mit den Jahren steigt die Wahrscheinlichkeit, dass es nicht nur den Alterungsprozess, sondern auch die Krebszellen nicht mehr gut korrigieren kann. Für Bert Vogelstein von der Johns-Hopkins-University in Baltimore, einem der berühmtesten Onkologen in den USA, ist der größte Risikofaktor für Krebs das Alter.

Kurz und bündig ist es genau so, wie der Volksmund sagt: Jeder erlebt seinen Krebs, sofern er alt genug wird.

Die Entwicklung ist nicht ewig aufzuhalten. Insbesondere weil Altern innerhalb des Körpers ansteckend ist. Seneszierende Zellen rotten sich im späten Leben gern zusammen und sammeln sich an Orten mit altersbedingten Erkrankungen an.

Die Altersschwäche des Immunsystems lässt sich messen. Die sogenannten Gerontotoxine, die Giftstoffe des Alterns, zeigen uns die Immunseneszenz an. Sobald sie erhöht sind, nimmt das Altern überhand. Dann muss etwas geschehen.

Dann müssen entweder das Immunsystem angeregt oder nicht entsorgte Zellbestandteile eliminiert werden. Das nennt man Senolyse, ein ganz neuer Begriff, den Wikipedia noch gar nicht auflistet. Es leitet sich ab von *senium*, dem Alter, und *lyse*, auflösen.

Eine Arbeit in *Nature Medicine* zeigt, wie das gelingen kann. Nämlich mit einer Kombination aus Dasatinib, einem Kinase-Hemmer, der Tausende Euro kostet, und Quercetin, einer Natursubstanz aus der Eiche.

Das Alter auflösen. Ein ganz ein neuer Zugang in eine alterslose Zukunft.

Die Uhr anhalten
Die chronobiologischen Fastenassistenten

Es ist eine uralte Weisheit. Um die Bedeutung der Chronobiologie für unseren Körper und dessen Alterungsprozess zu verstehen, müssen wir tief in die Vergangenheit greifen. Wahrscheinlich begann die Natur schon 500 Millionen Jahre nach der Entstehung unseres Planeten mit den Experimenten, die letztlich dazu führten, dass Leben entstand. Dabei erkannte sie, dass die Sonne und ihre Energie Licht- und Schattenseiten hatte. Die Sonne ermöglicht das Leben, sie kann es aber auch zerstören. Der Tag-Nacht-Rhythmus wurde Voraussetzung für alles, was lebt. Er blieb uns über Milliarden von Jahren erhalten.

Vor drei Milliarden Jahren hatte sich die Ozonschicht als Schutz vor UV-Strahlung, um den wir heute bangen, noch nicht etabliert. Das Leben musste sich eine andere Möglichkeit suchen, um nicht auszubrennen. Es floh vor dem Licht in die Sicherheit des Dunkels. Escape from the light nannte auch die Wissenschaft das biologische Phänomen, das damals entstand. Zellteilung und Zellkorrekturen laufen seitdem bevorzugt in der Nacht ab, weil die UV-Belastung des Tages die Zellen in ihren sensiblen Teilungsphasen sonst zerstört hätte.

Seit damals gibt es sie, die Chronobiologie, die wir schon kurz angerissen haben. Jene Ordnung, die das Zeitpaket unserer vierundzwanzig Stunden in Phasen einteilt, nach denen sich Verdauung und Schlaf, Nahrungszufuhr und Körpertemperatur, aber auch Herzleistung und Immunsystem orientieren. Mehr als zehn Prozent unserer Gene arbeiten in diesem Nacht-Schlaf-Rhythmus. Entweder über den Startschuss der Genablesung oder über Umbauprozesse, die in einer Art Nachkorrektur ablaufen.

Diese Uralt-Mechanismen sind heute eine Fundgrube, aus der sich lauter kleine Wunder hervorkramen lassen. Da drinnen liegen alle Geheimnisse, die man nützen kann, um den Verschleiß unseres Körpers zu verlangsamen und Alterungsprozesse abzufangen.

Generell und unabhängig vom Tag-Nacht-Rhythmus ist die derzeit am besten erforschte Möglichkeit, den Alterungsprozess aufzuhalten, die kalorienreduzierte Ernährung, sofern sie nicht zur Mangelernährung ausartet. Organismen von der Hefe bis zum Primaten bewiesen das Prinzip: Indem man mehr isst, frisst man auch seine Lebenszeit auf.

Fasten also, und das am besten noch im Einklang mit der Uhr. Denn dann haben wir vier Helfer in uns, die uns dabei von Natur aus unterstützen. Es sind die vier biologischen Kirchenlehrer, wie man sie in Anlehnung an die Kirchengeschichte nennen könnte. Ich darf sie vorstellen, die Stoffe, die Sie beim Fasten unterstützen:

- Sirtuine
- Wachstumshormon und IGF/Insulin like substances – die Gegenspieler
- AMPK
- mTOR – der Gegenspieler

Sie sind Alterungspräventiva, die einem Tag-Nacht-Rhythmus unterliegen und unter ärztlicher Aufsicht einiges zum chronobiologischen Fasten und damit zum langsameren Altern beitragen. Pharmakologisch ergeben sich aus ihnen Möglichkeiten, die zu einer ganz neuen Medizin führen. Zu den sogenannten Senolytica.

Die Sirtuine, die stillen Arbeiter

Sie sind die stillen Wasser unter den Enzymen und ebenso tief, wie das Sprichwort es verlangt. So müsste man sie im Kurzsteckbrief beschreiben, wenn man von ihrer Bezeichnung und ihrer Wirkung ausgeht. Ein Sirtuin ist ein *silent information regulator* und wird derzeit als Wundermittel bejubelt. Tatsächlich repariert es Zellen und kann damit das Leben verlängern.

Sirtuine werden nur dann aktiviert, wenn der Magen leer ist, allein das macht sie zu einem guten Begleiter des Intervallfastens. Still arbeiten sie deshalb, weil sie keinen Impuls brauchen, der sie in Gang bringt. Sobald lange genug kein Essen hereingeschaufelt wurde, legen sie von selbst los. Unschwer zu erraten, dass sie Nachtarbeiter sind. Sie werken, wenn der Mensch sich in ein Murmeltier verwandelt hat und seine täglichen acht Stunden Winterschlaf hält.

Beforscht hat sie der australische Biologe David Sinclair, vermutlich der bekannteste Altersforscher in Harvard. Er fand ein Gen in Hefepilzen, das darüber wacht, dass wir nicht verhungern: Bekommen wir länger nichts zu essen, reguliert es den Stoffwechsel. Das Sir2-Gen ließ sich danach in allen Lebewesen nachweisen, und bald stellte sich heraus, was es noch alles kann.

Sirtuine verändern in ihrer leisen Art den epigenetischen Code, der sich mit den Jahren so modifiziert, dass er für den Alterungsprozess mitverantwortlich ist. Ein gewisser Brian H. Chen war übrigens einer der ersten Wissenschaftler, die anhand dieses veränderten Codes versuchten, die verbleibende Lebenszeit zu berechnen. Sind es noch dreitausendeinhundert Tage? Das wären fast noch neun Jahre. Oder achttausendzweihundert Tage? Das wären noch schneidige zweiundzwanzigeinhalb Jahre. Oder bleiben einem nur noch sechshundert Tage? Das wären kaum mehr als einundeinhalb Jahre.

Die Arbeit der Sirtuine ist sehr effizient. Sind sie in Aktion, versetzen sie den Organismus in eine Art Überlebensmodus. Normalerweise bedeutet das, so wenig Energie wie möglich zu verbrauchen. Aber, und das ist neu, die Sirtuine gehen noch weiter. Sie krempeln sich die Ärmel auf und nehmen sich die Zellen vor. Großes Service, könnte man sagen. Wartung, Reparatur, das ganze Programm, sogar DNA-Schäden werden behoben. Nach der Behandlung kommen die Zellen so fit daher, als hätte man sie gegen frische ausgetauscht. Der Hunger hat sie mit Hilfe der Sirtuine auf Hochglanz poliert.

Zellregeneration ist ein aufreibender Job, und ganz allein schaffen ihn auch die Sirtuine nicht. Sie haben einen Kompagnon mit dem komplizierten Namen Nicotinamiddinucleotid, nennen wir ihn also kurz NAD. Dieser NAD ist ein Sensor und der Kumpel, der feststellt, in welchem Zustand sich der

Magen befindet. Solange er voll ist, können die Sirtuine ja nicht arbeiten.

Seine ganz persönliche Altersvorsorge nahm Sinclair in der Früh, worüber man sich vorerst wundert. Aber er wollte damit die Nachtstunden für seine eigenen Sirtuine freihalten, damit sie zur gewohnten Zeit noch mit ihren verbliebenen Kräften arbeiten konnten, ohne gestört zu werden.

Sinclairs Nikotinadenosin-Cocktail enthielt 500 Milligramm Resveratrol. Die meisten werden schon davon gehört haben, wenn auch eher in Zusammenhang mit Rotwein. Als Pflanzenstoff wirkt es gegen Pilze, man könnte sagen, es ist das Canesten für den Weinstock. Im Organismus der Säugetiere steigt es zum Regulator des epigenetischen Codes auf, zu einem Sirtuin.

Sirtuin-Aktivatoren wie das Resveratrol sind so etwas wie die Schutzheiligen in den Pflanzen. Alles, was im Boden wurzelt, ist an seinen Standort gebunden, kann vor UV-Strahlung, Hitze, Kälte oder Bakterien nicht davonlaufen. Es kann sich nirgends unterstellen, es kann weder Schutz noch das Weite suchen. Es ist gezwungen, sich selbst zu schützen und entwickelte entsprechende Substanzen. Trauben produzieren Resveratrol gegen Schimmel, Tomaten haben ihr Lycopin, das sie vor der Sonne schützt, und im Kohl stecken Schwefelverbindungen, an denen sich Fressfeinde die Zähne ausbeißen. Dieselben Stoffe können auch Tier und Mensch schützen.

Auch Leonard Guarente, in dessen Labor für Alternsforschung des Massachusetts Institute of Technology in Cambridge Sinclair einst gearbeitet hatte, schwört auf eine Pille, genannt Basis, die die Menge von NAD+ in den Zellen steigern und die Sirtuine aktivieren soll. Zwei Wirkstoffe, Nicotinamid-Ribosid und Pterostilben, sollen das bewerkstelligen: Studienbelege, wie sich das auf das Altern oder damit zusammenhängende Erkrankungen auswirkt, gibt es noch nicht. Nur so viel: Bei 120 Testpersonen zwischen 60 und 80 stieg der NAD-Spiegel immerhin um 40 Prozent.

Die IGFs, die Verwandten des Insulins

Die Insulin-like-Substances, kurz IGFs, sind Wachstumsfaktoren, die dem Insulin ähneln, und arbeiten eng mit dem Wachstumshormon zusammen, jenem gefeierten Protein, das ich Ihnen schon als amerikanischen Jungbrunnen vorgestellt habe. Das Wachstumshormon ist eigentlich dafür da, den jungen Körper in der Pubertät heranwachsen zu lassen, zieht sich aber dann nicht in die Frührente zurück. Im Gegenteil, es tut alles, um den Körper weiterhin jung zu erhalten, und zeigt dabei einiges Talent. Im Alter wirkt es als Palliativum. Das heißt, es beseitigt keine Krankheit, aber es lindert die Beschwerden, die im Alter auftreten.

Auch das Wachstumshormon ist ein Geschöpf der Nacht. Es macht sich an die Arbeit, wenn die Verdauung ruhiggestellt und der Zuckerspiegel abgesunken ist. Seine Kernarbeitszeit ist zwischen Mitternacht und zwei Uhr in der Früh. Den Wecker dafür stellt ihm die Chronobiologie, sie hat diesen Zeitpunkt bestimmt.

Indem wir nicht zu spät essen und damit für und nicht gegen das System arbeiten, kann das Hormon so richtig aufräumen. Je weniger Kohlenhydrate sich in diesen zwei Stunden nach Mitternacht noch in uns befinden, desto mehr Somatotropin wird ausgeschüttet und desto mehr Zellen werden in der Nachtschicht erneuert.

Wir haben das Prinzip des richtigen Intervallfastens schon durchgekaut. Acht Stunden vor Mitternacht keine Mahlzeit mehr, und das Wachstumshormon fegt wie ein wild gewordener Reparatur-Trupp durch den Körper.

Gelingt uns die Übung mit der täglichen Nahrungskarenz nicht, kann der Arzt Senolytics in Betracht ziehen. Damit lässt sich der Zuckerspiegel, wenn's denn gar nicht anders geht, auch medikamentös dazu überreden, von einem hohen Wert herunterzusteigen. Der Wirkstoff heißt Metformin, das gleichnamige Medikament ist ein rezeptpflichtiges Billigpräparat, das in einer Welt voller überzähliger Kilos eine große Zukunft zu haben scheint.

Der Wirkstoff ist an sich nicht neu. Als Galenin der Geißraute kennt man es seit Jahrhunderten, es tat schon gute Dienste für die Mönche, die daraus einen Tee bereiteten. Es ist ein Extrakt der französischen Lilie und das wirksamste Anti-Diabetikum nach dem Insulin.

Obwohl der Pflanzenstoff schon ein so alter Bekannter ist, konnte noch immer nicht vollständig geklärt werden, wie er genau wirkt. Dass er wirkt, ist erwiesen. Grob gesagt, hemmt er die Glucose-Produktion durch die Leber und senkt damit im nüchternen Zustand den Blutzuckerspiegel, der für Diabetes so charakteristisch ist. Außerdem verzögert er die Glucose-Aufnahme im Darm und verstärkt die Sensitivität der Zellen auf Insulin, was die Verwertung der Glucose verbessert.

Von Metformin profitiert der gesamte Fettstoffwechsel. Es dezimiert die freien Sauerstoffradikale, diese aggressiven Gesellen, die ständig Unheil im Organismus anrichten. Es repariert DNA-Schäden, mischt sich positiv in Entzündungsprozesse ein, kurbelt die Autophagie, die innere Mülltrennung in den Zellen, an und kämpft damit gegen die Zellalterung an, wir kommen noch dazu.

Etwas medizinischer ausgedrückt: Metformin führt zu niedrigeren Insulinspiegeln, einer Herunterregelung des IGF-1-Signalwegs, zu einer mTOR-Hemmung und der Aktivierung der AMPK, auch dazu kommen wir noch.

Auch mit Metformin hat David Sinclair experimentiert. Diese nachtaktive Substanz nahm er im Selbstversuch abends ein und gaukelte damit dem Körper eine kohlenhydratarme Stoffwechselsituation vor. Daraufhin schüttet der Organismus mehr Wachstumshormon aus und federt damit gleichzeitig die Wirkung des Insulin-like-growth-factors ab, die eine Spätfolge dieses Hormonanstiegs ist.

Für alle, die es gern kurz und bündig haben: Metformin senkt den Kohlenhydrat-Stoffwechsel.

In einigen Studien mit Typ-2-Diabetikern, die Metformin gegen Übergewicht und Adipositas bekamen, untersuchte man auch die Anti-Aging-Effekte. Krebs und kardiovaskuläre Krankheiten traten seltener auf, die Gesamtsterblichkeit war heruntergesetzt.

Eine weitere Studie brachte zutage, dass Metformin tatsächlich Einfluss auf ein längeres Überleben hat. Typ-2-Diabetiker mit Metformin lebten länger als die Testpersonen in der Kontrollgruppe, die im gleichen Alter aber keine Diabetiker waren. Bei einer dritten Gruppe, die Sulfonylharnstoff als Antidiabetikum erhielt, war die Sterblichkeit im Vergleich zur Metformin-Kohorte erhöht. So ganz nebenbei scheint das Mittel auch noch gut für Gehirn und Gemüt. Die kognitiven Funktionen verbesserten sich, Depressionen gingen zurück.

Kürzlich ließ die Stanford University mit einer Arbeit unter dem Titel *Reversal of epigenetic aging and immunosenescent trends in humans* aufhorchen. Auf Deutsch: die Umkehrung der epigenetischen Alterung und immunosensitiven Tendenzen beim Menschen. Stanford ist so etwas wie die Traumfabrik der Unsterblichkeit, und es wundert nicht, dass man dort gleich drei der Substanzen, die Alter hinauszögern und Leben verlängern können, in einen Topf warf. Man wollte auf eine Überdosis Leben hinaus, und das ohne Herumtrödeln.

Man kombinierte Metformin mit dem Wachstumshormon und dazu noch mit DHEA, einem Steroidhormon, dem man ebenfalls Wunderkräfte gegen Alterserscheinungen bescheinigt. Es funktionierte. Der Alterungsprozess konnte tatsächlich verlangsamt werden.

Mit einer anderen Kombination überraschte das Forscherteam um Professor Michael Hall vom Biozentrum der Universität Basel, von dem wir gleich noch einmal hören werden. Gemeinsam waren Metformin und der Blutdrucksenker Syrosingopine in der Lage, Krebszellen intensiv bekämpfen zu können. Ein Diabetesmedikament und ein Blutdrucksenker helfen gegen Krebs.

Die AMPK, Todfeind des Sterbens

Die AMP-aktivierte Proteinkinase, kurz AMPK, ist ein Anti-aging-Enzym, das sensibel auf Änderungen im Energiestatus der Zelle reagiert. Es reguliert eine ganze Menge zellulärer Prozesse, die für Verjüngung und Regeneration notwendig sind. Soweit die bescheidene Charakteristik.

Im Hinblick auf die Verlängerung des Lebens hat sich das Protein aber weit mehr hervorgetan. Zumindest bei Würmern, Fliegen und Mäusen. Wird mehr von dem Enzym produziert, sterben sie später als üblich. Hungerphasen treiben den Prozess noch zusätzlich voran. Wird dieses Protein durch ein karges Leben angeregt, widersteht man Hunger und Krankheit auch in mageren Zeiten.

Wie sehr, erzählte mir unlängst eine Patientin. Ihr Vater, der Jahre in russischer Kriegsgefangenschaft in Jekaterinburg durchmachen musste, hatte dort die Beobachtung gemacht, dass nur Soldaten, die schon vorher sehr schlank gewesen waren, die furchtbaren Belastungen der Gefangenschaft aushalten konnten. Die anfangs Übergewichtigen waren den Umständen nicht gewachsen und starben.

Wenn man das AMPK erhöhen und den Alterungsprozess verlangsamen möchte, muss man sich mit einem neuen Partner ins Bett legen, der nicht der angenehmste ist: Sein Name ist Hunger.

mTOR, das Tor zur Jugend

TOR steht für Target of Rapamyzin, aber eigentlich ist es auch ein richtiges Tor. Das Spalentor, ganz in der Nähe des eben erwähnten Biozentrums der Universität Basel, wo die Wissenschaftler den Effekt entdeckt haben. Symbolhaft bot sich das irgendwie an für das TOR zum Altern, dessen Hemmung zum Tor der Jugend wird.

Biochemisch ist mTOR ein Enzym, das Phosphatreste an Proteine anbindet und sie dadurch aktiviert. Mit diesem Job steht es schon seit ewigen Zeiten im Dienst der Säugetiere und damit auch des Menschen. Genau genommen ist es der sogenannte mTOR-Signalweg, der seit mindestens eineinhalb Milliarden Jahren die Aufgabe hat, den Stoffwechsel der Zellen anzuregen. Wenn die Umweltbedingungen günstig sind, kurbelt er die biologische Leistung und Geschwindigkeit an. In dieser Leistungssteigerung der Zellen fällt auch reichlich biologischer Müll ab, der als Alterungsprotein SASP, Senescent Associated Soluble Proteins, bezeichnet wird. In Zeiten des Mangels stoppt das dadurch abfallende mTOR das Wachstum der Zellen und drosselt den Energieverbrauch.

Nahrungskarenz ist so eine Zeit des Mangels. TOR schaltet quasi auf Notstrom und verlängert damit die Überlebenszeit. Bei Experimenten mit Mäusen und Affen hat das wunderbar geklappt.

Wird der Signalweg durch Fasten gehemmt, spielt das also eine tragende Rolle im Alterungsprozess. Denn damit werden die senolytischen Zellen angeregt und alles Alte eliminiert. Senolyse eben. Alte Zellen werden aufgelöst und zu Bestandteilen neuer Organellen recycelt. Passiert das nicht, sammelt sich das verbrauchte Material an und lässt den Menschen alt ausschauen.

Dieselbe Wirkung wie das Fasten erreicht das R im TOR, das Rapamycin, durch das man den gesamten Signalweg überhaupt erst kennengelernt hatte und erforschen konnte. Ursprünglich stammt das Rapamycin aus einem Bodenbakterium von der Osterinsel und kam nach Nierentransplantationen zum Einsatz, um die Abstoßungsreaktion des Immunsystems zu unterdrücken.

Bei Experimenten dazu entdeckte man, dass sich die Lebenszeit von Fliegen, Würmern und Säugetieren, denen man Rapamycin ins Futter mischte, um etwa 25 Prozent verlängert. Studien beim Menschen zeigten, dass es in niedriger Dosierung das Immunsystem nicht unterdrückt, sondern die Immunabwehr bei Grippeimpfungen verstärkt.

Weil bei längerer Einnahme die Nebenwirkungen überwogen, suchte man Analoga, in diesem Fall sogenannte Rapaloga. Man fand sie zum Beispiel in Perhexilin, einem prophylaktischen Mittel gegen Angina pectoris, das hauptsächlich in Australien und Neuseeland verwendet wird. Dass es auch als Anti-Aging-Mittel wirkt, ist neu.

Auch Rottlerin, ein natürliches Polyphenol des asiatischen Kamalabaums, reduziert die Aktivität von TOR. Es ist ein Kalium-Kanal-Öffner und damit auch kardiovaskulär interessant. Dann gibt es noch das Antiinflammatorikum Niclosamid, eine Kombination der Salicylsäure und des Anilins. Und schließlich die Salicylsäure, das gute alte Aspirin, von dem man schon weiß, dass es ein gutes Anti-Aging- und Anti-Krebs-Mittel ist. Sofern man es verträgt, dämmt es auch TOR ein. Dass auch natürliche Stoffe nicht unkontrolliert eingesetzt werden sollen, sah man am Polyphenol Fisetin, das eine leicht toxische Wirkung hat.

Wie gesagt, wir stehen hier vor einer völlig neuen Medizin. Mit den Senolytica, die jetzt in der Pipeline sind, um Jugend zu erhalten und Leben zu verlängern, betreten wir quasi Neuland. Ohne ärztliche Betreuung kommt man dabei nicht aus.

Außer beim Fasten. Es ist immer noch das einfachste Mittel, TOR in die Schranken zu weisen und gleichzeitig die Senolyse in Gang zu setzen. Sofern es chronobiologisch richtig betrieben wird.

ESSEN IST GESUND, HUNGER SCHÜTZT VOR KREBS

DER JUNGZELLENEFFEKT DER AUTOPHAGIE

Es klingt so einfach und fast unglaubwürdig: Ein bisschen den Insulin- und Glucose-Spiegel senken, und schon altert man langsamer und bleibt länger gesund. Mit ein bisschen Hunger ist das Leben so leicht. Ein bisschen Magenknurren, und Übergewicht und die daran gekoppelten Krankheiten verziehen sich. Kann doch nicht so schwer sein. Wir lernen es schon als Baby im Mutterleib, und unsere Vorfahren waren Meister darin.

Bis die industrielle Revolution im 20. Jahrhundert in einem unaufhaltsamen Prozess dafür sorgte, dass wir heute rund um die Uhr Zugang zu Nahrung haben, gehörte Hungern zum Leben. Und auch wenn es sich vermutlich nicht immer so anfühlte, der Körper lebte sehr gut damit. Vor allem dank der sogenannten Autophagie.

Ich nehme an, der Begriff sagt Ihnen was. Ein junger Kollege, der Biochemiker Slaven Stekovic hat ein Buch darüber geschrieben, dessen Titel Der Jungzellen-Effekt die Sache schon auf den Punkt bringt. Die Autophagie ist unsere innere Müllabfuhr, unser Recyclingsystem, eine Runderneuerungsanlange und Entsorgungsmaschinerie für unsere Zellen.

Kurz erklärt, räumen die Zellen in sich selbst auf und schaffen den Mist, der nicht mehr zu brauchen ist, weg. Einerseits, um ihn tatsächlich loszuwerden, andererseits, um ihn wieder einsatzfähig zu machen. Dann wird er zerkleinert, zerhäckselt, zerschnipselt und zu etwas anderem umgebaut. Es ist, als verreiben alte Ziegel zu Sand, aus dem sich ganz etwas anderes errichten lässt. Es wird Neues daraus. Etwas, das jünger und gesünder ist als die Zelle, aus der es hervorging.

Das Prinzip ist wirklich genial. Moleküle, die nichts mehr taugen, werden abgebaut, um daraus Energie oder Bausteine für neue Moleküle herzustellen. Die Zellen erholen sich und legen mit neuer Kraft wieder los. Das alles findet in unendlich vielen winzig kleinen körpereigenen Fabriken statt, in denen die Autophagie so etwas wie der Schrottmeister ist.

Um es etwas lebensfroher auszudrücken:

Die Fabriken sind kleine Kuranstalten, die wir da in uns haben. Ein supermodernes Sanatorium, eine Anti-Aging-Werkstatt. Wo man andernorts teures Geld hinlegt, bekommt man weniger, als der eigene Körper zu bieten hat. Einzige Voraussetzung ist ein leerer Magen.

Denn auch die Autophagie springt nur an, wenn gefastet wird. Oder zumindest so getan wird als ob. Ja, das geht. Mit Spermidin. Für diese Entdeckung hat sich die Altersforschung an der Universität Graz, der Slaven Stekovic angehörte, weltweit Lorbeeren geholt.

Spermidin ist ein natürlicher Stoff, der in der Natur so ziemlich überall enthalten ist. Am geballtesten in der Samenflüssigkeit, wie der Name schon vermuten lässt. Dieses Spermidin ist ein erstklassiger Schauspieler. Es kann die Autophagie einschalten, indem es dem Körper vormacht, dass er fastet, obwohl er gerade eine Ladung überreifen Käse hineingeschoben bekommen hat.

Oder Weizenkeime, Sojasprossen, Nüsse, Salat, Birnen, Äpfel, Kartoffel, Pilze, Erbsen und vor allem Nattō, ein japanisches Lebensmittel, das schon eine gewisse Ernsthaftigkeit voraussetzt. Hungern ist für jemanden, der nicht ein paar japanische Großeltern im Stammbaum hat, leichter, als etwas hineinzuwürgen, was einem allein mit seinem Geruch entgegenschreit: Guten Appetit, du Idiot!

Nattō sind gekochte Sojabohnen, die mit einem Bakterium angesetzt werden. Rund um die gegorenen Bohnen bildet sich dann ein Schleim, der lange dünne Fäden bis in den Mund zieht. Wie auch immer, die Autophagie springt folgsam an. Allerdings gibt es auch schon gute Nahrungsergänzungsprodukte, mit denen sich Spermidin ganz ohne Gruseln einnehmen lässt.

Reifer Käse, zum Beispiel alter Cheddar, ist nicht nur gut, er versorgt ganz besonders das Herz.

Wer gern Pilze hat, kann sich vor allem einen Vorrat an Kräuterseitlingen anlegen, die in der Rangliste der spermidinhältigen Lebensmittel ganz oben stehen.

Auch Champignons sind ein guter Tipp. Dazu Pinienkerne, frischer Pfeffer, Parmesan, Kichererbsen, Weizenkeime, Sojabohnen, Weintrauben und, ja auch das, Rotwein.

Zur Gewichtsreduktion an sich trägt die Autophagie übrigens nicht bei. Das eine ist Fettabbau, das andere Abbau von Zellschrott. Die beiden Prozesse laufen parallel ab, haben aber biochemisch nichts miteinander zu tun. Das eine macht schlank, das andere hält jung.

Der Mensch will beides. Schlank sein. Und ein langes Leben ohne Krankheit. Hunger ist der Ausgangspunkt für beides. Fasten reduziert Gewicht. Und Fasten knipst die Autophagie an, die die Zellen in unserem Körper permanent von Müll befreit und Ihr Leben verlängert. Man kann sich vorstellen, dass so ein körpereigenes Zellrecycling gar nicht anders kann, als das Altern zu behindern, und die zelluläre Müllabfuhr das Potenzial hat, Erkrankungen den Nährboden unter ihnen wegzuziehen. Sogar beim Krebs.

Ein Versuch in Peking macht den Zusammenhang deutlich: Man hat bei Mäusen Leukämie initiiert und sie dann in zwei Gruppen geteilt. Die einen bekamen zu fressen, die anderen nicht. Es zeigte sich, dass die mit dem Futter riesige Tumore entwickelten und früh starben. Die fastenden Mäuse lebten fast ungestört weiter, und der Krebs hatte keine Auswirkung auf ihre Lebenszeit.

Hunger schützt vor Übergewicht.

Hunger schützt vor dem Altern.

Hunger schützt vor Krebs.

Übergewicht, unser größter Killer
Fasten gegen die Krankheit

Mit jedem Kilo, das wir zu viel haben, sinkt die Lebenserwartung.

Das weiß man, man hat es im Hinterkopf, man hört es ständig, man warnt womöglich auch andere. Und doch ist man bei sich selbst oft nicht so genau. Man denkt nicht dran, insbesondere nicht, wenn man sich gerade einen Bissen seiner Lieblingsspeise auf der Zunge zergehen lässt.

Füttern wir das Wissen einmal mit ein paar Zahlen:

Mit einem normalen BMI, also einem Wert unter 30, beträgt die Wahrscheinlichkeit, dass Sie Ihren 70. Geburtstag feiern, schöne 80 Prozent. Liegt der BMI zwischen 35 und 40, sinkt diese Wahrscheinlichkeit auf 60 Prozent. Mit einem BMI von mehr als 40, steht es nur noch fifty-fifty. Die Wahrscheinlichkeit, das 70. Lebensjahr zu erreichen, ist nicht höher als 50 Prozent. Erschreckend, oder?

Die Begleiterkrankungen der Fettleibigkeit reichen beinahe in jedes Fachgebiet der Medizin. Metabolisch gesehen gibt es mehr Asthma, mehr Gallensteine und größere Schwierigkeiten, Kinder zu bekommen. Es steigt die Aussicht auf eine nicht-alkoholische Fettleber, auf Schlaganfälle, Bluthochdruck, Herzerkrankungen, Typ 2 Diabetes (T2D), Thrombosen, Schlafapnoe, Arthrosen, Inkontinenz, Depression und Angstzustände. Das größte Risiko ist der Diabetes, der längst zur Volkskrankheit geworden ist und immer noch extrem zunimmt.

Lebenserwartung sinkt mit steigendem BMI

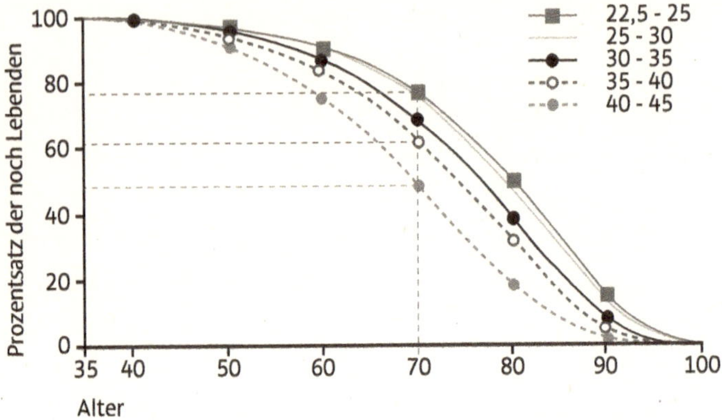

Normaler BMI	BMI 35 - 40	BMI 40 - 50
nahezu 80 % Wahrscheinlichkeit, das 70. Lebensjahr zu erreichen	~ 60 % Wahrscheinlichkeit, das 70. Lebensjahr zu erreichen	~ 50 % Wahrscheinlichkeit, das 70. Lebensjahr zu erreichen

Und da reden wir noch nicht darüber, was auf der Wirbelsäule, auf den Gelenken, dem gesamten Bewegungsapparat lastet. Rückenschmerzen und Knieprobleme machen den Körper langsam immer weniger mobil. Der Anreiz, Sport zu machen, sinkt ins Bodenlose, wenn einem schon jeder normale Schritt wehtut.

Mit jedem Kilo, das wir zu viel haben, steigt das Krebsrisiko.

Und zwar fast in jede Richtung. Es gibt kaum eine Art Krebs, die nicht durch Übergewicht begünstigt wird. Alles, was am Körper zu viel ist, ist für den Krebs wie Kraftfutter. Er frisst mit, er mästet sich daran.

Fettleibigkeit steht in Verbindung mit einer Vielzahl an Begleiterkrankungen und Komplikationen

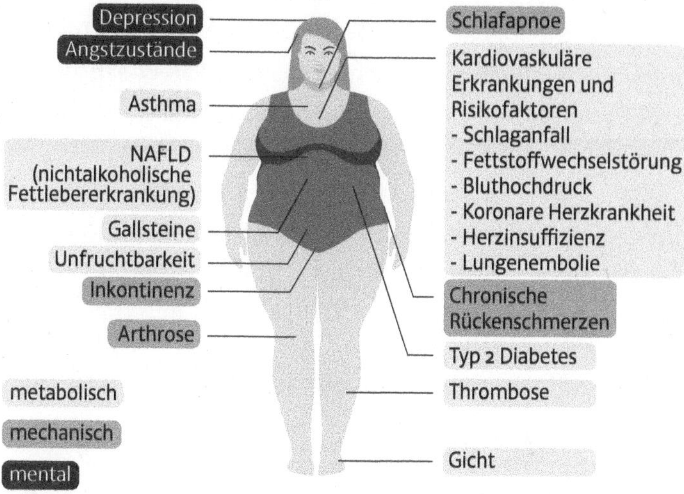

Bei übergewichtigen Männern nimmt vor allem der Leberkrebs zu, gefolgt von Pankreas- und Magenkarzinomen. Bei Frauen entstehen am ehesten Karzinome an der Gebärmutter und der Niere. Dahinter rangieren die Bauchspeicheldrüse und die Speiseröhre. Das Ranking wurde im *New England Journal of Medicine* veröffentlicht.

Um zu verstehen, was genau das Übergewicht zu so einer Gefahr für Krebs macht, muss man die Mechanismen kennen.

Früher betrachtete man Hormon-Therapien mit synthetischem Östrogen als den schlimmsten Feind der Frau, es galt als fast sicherer Krebsauslöser. Heute weiß man, dass das auf Studien beruhte, für die sich die Autoren im Nachhinein sogar öffentlich entschuldigten. Ganz ist die Angst vor dem angeblichen Krebserreger Östrogen immer noch nicht verschwunden. Mittlerweile wurde eindeutig bewiesen, dass Übergewicht der weit größere Risikofaktor ist.

Übergewicht geht immer Hand in Hand mit einer Insulinresistenz, auch wenn man keinen Diabetes hat. Das Insulin ist erhöht und stellt einen gewaltigen Wachstumsfaktor dar, der die prämalignen Zellen, die ja jeder von uns in uns trägt, geradezu anpeitscht, sich zu teilen und zu wirklichen Krebszellen auszuarten. Hoher Glucose-Spiegel, hoher Insulin-Spiegel, das Insulin als Motor für das schnelle Zellwachstum und damit als Auslöser von Krebs. Das ist der Teufelskreis.

Größeres Risiko mit höherem BMI an T2D zu erkranken

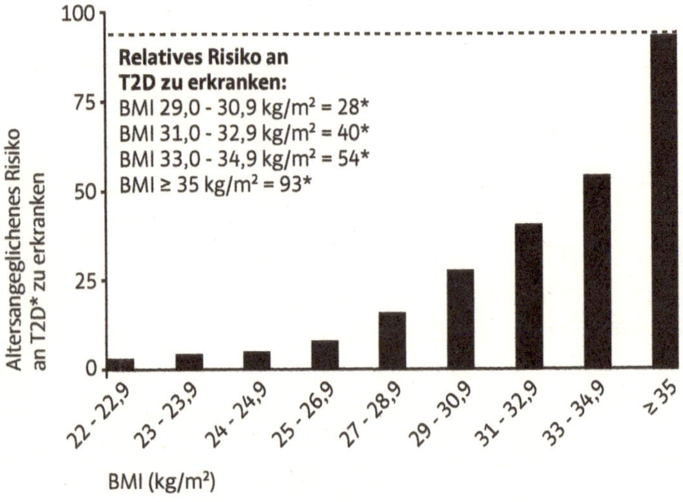

*vs. BMI <22 kg/m²; Daten nur für Frauen.
n = 114,281 examinierte Krankenpflegerinnen zwischen 30 - 55 Jahre; T2D, Diabetes Typ 2

Übergewicht verstärkt die Östrogenwirkung mehr als jede Zufuhr von Hormonen. Die Belastung ist deshalb weit größer, weil das Insulin die Bildung von Östrogen im Fettgewebe der Brust stimuliert. Ein gefährlicher Umweg Richtung Mamma-Karzinom. Gebärmutterkrebs steht nur deshalb an erster Stelle der von Übergewicht ausgelösten Karzinome, weil das hohe Insulin auch noch auf die Aromatase wirkt, also die Produktion von Östrogen verstärkt.

Die Therapie gegen Brustkrebs ist damit klar: Fasten, Nahrungskarenz, Hungern, wie immer man es nennen will. Weniger essen und abnehmen. Im Grunde ist es die denkbar einfachste Sache der Welt, und doch fällt sie in der Praxis so schwer.

Eine kleine Hilfe könnte es sein, die Dinge einmal von anderer Seite zu betrachten. Die Perspektive zu wechseln. Nicht gegen die hässlichen Folgen des Übergewichts anzukämpfen, sondern auf die guten Auswirkungen hinzuarbeiten.

Dass Übergewicht Brustkrebs erzeugen kann, ist eine traurige Tatsache. Es klingt wie etwas, das sich nicht rückgängig machen lässt. Gegen das man gar nicht angehen kann.

Dass Fasten und Bewegung Brustkrebs verhindern können, ist eine Tatsache, die Hoffnung birgt. Das ist etwas, das man in der Hand hat, das man in Angriff nehmen und selbst beeinflussen kann.

Fünf bis zehn Prozent Gewichtsverlust verbessern dann natürlich auch alle übrigen Begleiterscheinungen des gefährlichen Zuviels. Diabetes, Herz- und Kreislauf-Erkrankungen, Blutfette, Blutdruck und Schlafapnoe. Alles zusammen nennt man Lebensqualität.

Man kann sich sagen: Wenn du übergewichtig bist, hast du ein höheres Risiko. Oder man sagt sich: Mit jedem Kilo, das du auf der Waage verlierst, verbessert sich dein Leben.

Fasten stimuliert das Immunsystem.

Fasten ist das beste Präventivmittel gegen den Krebs.

Fasten zerstört bis zu einem gewissen Grad auch das Karzinom.

Und Fasten verringert die Möglichkeit, dass Brustkrebs wiederkommt.

Ja, auch das. Die Studie kommt aus Harvard und erschien im *Journal of Clinical Oncology*. Frauen, die schon Brustkrebs hatten, können die Chance, dass der Krebs zurückkommt, durch Abnehmen wesentlich verbessern.

Das lässt sich auch bei Professor Heinz Ludwig in dessen Buch Richtig leben, länger leben nachlesen. Regelmäßiges Intervallfasten, schreibt er, senke das Rückfallrisiko von Frauen, die Brustkrebs hatten, um stattliche 30 Prozent.

Nicht zuletzt hält die Nahrungskarenz auch die Nebenwirkungen der Chemotherapie in engeren Grenzen. Isst man am Tag der Therapie nichts, lindert das die Übelkeit, mit der sich der Körper gegen die Giftstoffe wehrt. Das ist, keine Frage, eine Erleichterung für die Patienten.

Noch wichtiger ist aber, dass das Fasten die Wirkung der Therapie verstärkt. Es bewirkt nämlich, dass die normalen Zellen sich schützen und resistent gegenüber der Bestrahlung werden.

Krebszellen können das nicht. Nur so kommt es zur selektiven Tötung. Das Nichts-Essen stellt sicher, dass die richtigen Zellen zerstört werden.

Schon seltsam, dass wir den Krebs, den größten Killer des Menschen, selbst engagieren. Mit jedem Bissen, den wir essen, obwohl wir gar keinen Hunger haben, und das auch noch zur falschen Tageszeit.

DAS GEWICHT DER WEIBLICHKEIT

DIE UNGERECHTIGKEIT DER HORMONE

Frauen in der zweiten Lebenshälfte können zurecht sauer sein. Nicht nur, dass ihnen ihr Stoffwechsel und ihr Immunsystem von Natur aus eine Gewichtsproblematik bescheren, die Männer einfach nicht haben. Nicht nur, dass ihre Eierstöcke, um der Erhaltung der Art willen, das Gewicht beeinflussen. Und nicht nur, dass ihre Hormone dabei einen Eiertanz aufführen. Das alles hat ja immerhin seinen Sinn. Was die Sache nicht viel erträglicher macht. Der Wechsel kann eine Frau mitunter extrem verstören.

Sauer kann man als Frau sein, dass sich die Medizin so gut wie gar nicht darum kümmert.

Im angelsächsischen Bereich ist der Unmut größer als bei uns, wo man noch etwas zurückhaltender ist. Dort ist es ein Thema, die Frau fühlt sich mit ihrem Gewichtsproblem allein gelassen und findet es empörend, wenn sie von ärztlicher Seite damit nicht ernst genommen wird.

Die Vorwürfe sind gerechtfertigt, wobei man die Wissenschaft, die tatsächlich nicht das allergrößte Interesse an den Tag legte, ein bisschen in Schutz nehmen muss: Bislang war sie auf dem Gebiet auch einigermaßen machtlos. Es ist schwer zu helfen, in die Natur einzugreifen, wenn die Dinge so genial erdacht sind und so komplex zusammenhängen.

Nehmen wir nur den unterschiedlichen Umgang mit den Kohlenhydraten im Menstruationszyklus. Ganz recht, so etwas gibt es. In der ersten Zyklushälfte verlangt der weibliche Organismus nach Kohlenhydraten und kann sie gut verwerten. In der zweiten Phase braucht er Proteine. Kohlenhydrate können dann zur Mastkur ausarten, weil in dieser Zeit von Haus aus eine Insulinresistenz besteht.

Bei Frauen, die ihre Ernährung nicht nach den Gelüsten der Natur ausrichten, und ich kenne wenige, die das überhaupt wissen, kann das dazu beitragen, dass sie in den beiden Wochen vor ihrer Blutung zunehmen. Selbst wenn sie gar nicht mehr essen als sonst. Was allerdings gerade in diesen beiden Wochen nicht immer gelingt. Gerade dann ist nämlich der Appetit besonders groß, weil das Progesteron und das Dopamin nicht angeregt werden. Fehlen diese Hormone, will man sich anders belohnen und stürzt sich auf Schokolade. Ich denke, es gibt so einige Leserinnen, denen das Phänomen bekannt vorkommt.

Überhaupt machen es die Hormone der Frau nicht leicht. Denken Sie nur an die Anhäufung der 140.000 Kalorien, ohne die es keine Schwangerschaft und Geschlechtsreife gibt. An denen sind Östrogen und Progesteron maßgeblich beteiligt. Da werden die Fette zusammengeschweißt und dann hübsch am Popo gespeichert.

Das kann beim Mann nicht passieren. Seine Hormone wirken lipolytisch, also fettabbauend. Anders gesagt: Ein guter Hahn kann gar nicht fett werden.

Hormone sind so vielseitig begabte Schelme, dass es nicht leichtfällt, sie zu durchschauen. Hat man einen Botenstoff in seiner Grundhaltung einmal verstanden, heißt das noch lange nicht, dass man ein für allemal über ihn Bescheid weiß. Beispiel Progesteron. Obwohl es das Popofett vermehrt, tut es auch genau das Gegenteil. Kommt es nämlich mit dem Stress-Hormon Cortisol zusammen, das seinerseits Fett anlegt, wird es, obwohl es sonst genau dasselbe tut, zu dessen Gegenspieler.

Ebenso könnte man annehmen, dass Frauen in der Menopause abnehmen. Wäre doch logisch, wo das Östrogen nachlässt, das den Körper zu mehr Wassereinlagerung und zum Aufbau von mehr Fettspeicher veranlasst. Und jetzt, in der Lebensphase, in der das Östrogen langsam verschwindet, soll das keine Auswirkungen haben? Es hat allerhand Auswirkungen, bloß nicht diese. Da Frauen nach dem Wechsel definitiv nicht abnehmen, kann das nur bedeuten, dass das Östrogen dabei keine Rolle spielt. Tatsächlich hat man einen anderen Schuldigen gefunden: das follikelstimulierende Hormon FSH, das im Wechsel ansteigt.

Als Laie fragt man sich als erstes, was ein Hormon, das Follikel stimuliert, überhaupt in der Menopause zu suchen hat. Sein Job ist es, die Eierbläschen so reifen zu lassen, damit sie pünktlich zum Eisprung bereitstehen. Damit ist es aber vorbei, im Eierstock tut sich nichts mehr. Und trotzdem steigt das FSH und soll auch noch dafür verantwortlich sein, dass man als Frau irgendwann in die Breite geht.

Gleich einmal vorweg:

Grundsätzlich ist das FSH eine Seele von einem Hormon. Für uns Gynäkologen ist es das Leithormon des Wechsels, sein Anstieg signalisiert uns, dass die Umstellung begonnen hat. Denn genau dafür legt sich das FSH dann auch ins Zeug. Es erkennt, dass in den Regionen in und rund um den Eierstock nichts mehr los ist, und versucht, das mit Händen und Füßen auszugleichen. In Wahrheit versucht es, den Abfall des Östrogens wettzumachen. Von der Evolution aus gesehen, benimmt es sich damit vorbildlich. Aus der Sicht der Frau in der modernen Überflussgesellschaft, verursacht es dabei so einige Probleme.

Mehr Fett und weniger Knochen. Ein Spruch, den man vermutlich schon gehört hat. Mit dem charakterisiert der Volksmund die Menopause, und er ist wissenschaftlich durchaus zu untermauern.

Seit 2006 wissen wir, dass FSH mitverantwortlich ist für die zunehmende Brüchigkeit der Knochen. Eigentlich ist es das schwindende Östrogen, das die Osteoporose verursacht. Es hat immer für die Knochenfestigkeit gesorgt, mit seinem Rückzug fehlt dieser Schutz. Das FSH steigt, um die Arbeit zu übernehmen, aber es gelingt ihm nicht. Die Knochen werden trotzdem abgebaut, und FSH ist daran beteiligt.

2017 sah man dann, wie das FSH im Wechsel die Fettverbrennung verändert und damit das Gewichtsproblem in der Menopause hervorruft. Hindert man das FSH an seinen Bemühungen, bessert sich die Lage. Denosumab ist so ein Wirkstoff, der den Knochenabbau hemmt.

Die biochemischen Vorgänge sind kompliziert, aber das Prinzip ist bestechend simpel.

Dazu muss man wissen, dass der Mensch zwei Arten von Fett in sich hat, das weiße und das braune. Das weiße ist das, was wir an den Stellen haben, wo wir es gerne loswerden wollen. Das braune Fett ist das sogenannte Wärmefett, es sitzt am Dekolletee, am Nacken und am Rücken und kann Energie verbrennen. Man nennt das Thermogenese. Babys brauchen es, um sich warm zu halten, es ist so etwas wie ihr natürlicher gefütterter Strampelanzug. Auch die Mutter wärmt das Kind damit, deshalb braucht sie auch viel mehr Fettzellen als der Mann.

Am Ende der Geschlechtsreife wird das braune Fett nicht mehr gebraucht, deshalb wird der Aufwand seiner Produktion im Wechsel von der Evolution eingespart. Das hohe FSH stört die braune Fettbildung. Und jetzt steht man da mit unserem Nahrungsüberfluss und dem weißen Fett, das nicht einfach als Wärme abgestrahlt werden kann wie das braune.

Drosselt man das FSH, ist alles okay, das weiße Fett kann nicht mehr überhandnehmen. Mehr noch. Die Blockade von FSH ist eine Dreifach-Lösung. Sie verhindert den Knochenverlust, aktiviert die Thermogenese und reduziert die Fettmasse.

Geregelt wird das Ganze durch das sympathische Nervensystem. Dort wird das braune Fett angeregt, mit Entkoppelungsproteinen und allem herrlichen Tamtam, das Biochemikern den Tag versüßt. So geht das reibungslos, bis der Vorgang nach der Geschlechtsreife von der Natur wegrationiert wird. Das ist der Moment, da das FSH hoppla schreit, in diesen Übergang eingreift und blockiert.

Natürlich gibt es auch die von der Natur gestreichelten Menschen, die bis ins hohe Alter ganz von selbst dünn bleiben. Das ist einem Phänomen zu verdanken, das am FSH vorbeiführt, und die Angelegenheit lange vor der Geburt regelt. 2018 erschien eine Arbeit in der Zeitschrift *Nature Medicine*, die nachwies, dass das Signal für das sympathische Nervensystem weitervererbt wird, und zwar im Nebenhoden des Mannes. Epigenetik also.

Praktisch heißt das: Wohnte der Mann vor der Zeugung in einem kalten Ambiente, bekommt er über die Mikro-RNA der Nebenhoden das Signal: Achtung, der Vater kommt in der Kälte, das Kind muss sich vor Kälte wappnen können. Die Information wird weitergegeben, empfangen und berücksichtigt. Das Kind wird schlanker. Im Buch Die Anatomie des Schicksals, wurde das schon beschrieben.

Da die Frau so mehr braune Fettzellen hat als der Mann, ist sie im Alter einmal mehr benachteiligt, was das Gewicht angeht. Es könnte nämlich sein, dass das Fett auch dann nicht verschwindet, wenn das FSH blockiert wird. Nimmt sie nämlich Beta-Blocker gegen den Bluthochdruck, hemmen die wiederum das sympathische Nervensystem, und die Umwandlung von weißem Fett in braunes ist erneut reduziert.

DAS GEWICHT DES ALTERNS

DIE NORADRENO-PAUSE

Hinter dem gesamten Hin und Her mit weißem Fett und braunem Fett stecken zwei Substanzen als eigentliche Drahtzieher. Es sind quasi die Capos im sympathischen Nervensystem, im Fachausdruck heißen sie Katecholamine. Die Rede ist von Adrenalin und vor allem von Noradrenalin, das uns hier mehr interessiert.

Im Alterungsprozess, den wir gerade durchleuchtet haben, verlieren wir, wie so viele Hormone und Neurotransmitter, auch das Noradrenalin. Es erleidet einen unschönen Tod, es wird von Entzündungszellen aufgefressen. Ein Schmaus, der vom FSH stimuliert wird. Das Fehlen des Noradrenalins setzt den ganzen Rest erst in Gang.

Die Frau kommt also nicht nur in die Menopause. Sie kommt genau genommen, und das ist ein ganz neuer Begriff, in die Noradreno-Pause.

Der Killer des Noradrenalins ist ein Makrophage, eine Fresszelle mit dem Kürzel MAO. EV. Man kennt ihn längst, hat aber erst vor kurzem sein Handwerk durchschaut. Er baut das Noradrenalin ab, indem er Lipolyse hemmt. Dadurch kommt es zu einer Verfettung des Knochenmarks, und es schließt sich der Kreis zum Immunsystem. Denn genau dort, wo sich jetzt Fett ansammelt, sollten eigentlich Immunzellen gebildet werden. Der Knochen baut ab, es kommt zu einer silent inflammation. Im Knochenmark entstehen alle möglichen Substanzen, die den Alterungsprozess induzieren.

Derzeit wird über einen Stoff diskutiert, der teilweise verhindern kann, dass aus diesem Knochenmark Fett wird. Er heißt PPAR-Gamma Inhibitor und scheint ganz vielversprechend zu sein. Interessant ist auch ein Artikel in *Nature*

Medicine über Versuche, die adrenergen Nerven zu erhalten, weil das die Blut- und Immunzellen erhalten würde. Hier schließt sich der Kreis zur Senolyse.

Die Forschung ist auf dem Gebiet fleißig am Werk. Tatsächlich gibt es schon Patente, um die Noradreno-Pause zu verhindern. Eines ist ganz neu und stammt aus Singapur. Es geht um einen beta-adrenergen Antagonisten, also das Gegenteil eines Betablockers, und das Schilddrüsenhormon mit dem unaussprechlichen Namen Trijodthyronin, weil das die Lipolyse anregt. Man kann das Mittel lokal als Creme auftragen.

Verschiedene andere Stoffe, die das sympathische Nervensystem stimulieren, hätte man an sich schon verfügbar. Zum Beispiel Spiropent aus der Lungenheilkunde. Es ist ein Asthma-Medikament, das die Bronchien erweitert und, ähnlich wie Adrenalin, auf die Beta-2- und Beta-3-Rezeptoren wirkt. Könnte gut passen, bringt einen aber in eine schwierige Situation.

Die Pharmaindustrie hat es als Lungen-Präparat auf den Markt gebracht und will nicht unbedingt laut werden lassen, dass es anderswo helfen könnte, was man ja auch noch testen müsste. Verschreibt man es als Arzt trotzdem out of order, wird der Hersteller hellhörig, weil er fürchtet, auf seinem Gebiet Schwierigkeiten zu bekommen. Out of order heißt, ein Medikament, das für eine bestimmte Indikation zugelassen ist, in anderem Zusammenhang einzusetzen, weil der Wirkstoff sich eben auch dort anbietet.

Dasselbe gilt für ein Blasenmittel, das auch in der Menopause Wunder verspricht, wie ein Pilotprojekt von Forschern von der amerikanischen Gesundheitsbehörde NIH zeigt. Ein neuer Wirkstoff namens Mirabegron ist zur Behandlung der Reizblase auf dem Markt, könnte aber auch gegen Übergewicht helfen.

Den Speck mit braunem Fett verheizen, titelte die *FAZ* einen Bericht über Tests von Medikamenten in diese Richtung. Mit Mirabegron könnte man damit zwei Alterserscheinungen mit einer Klappe erschlagen: Übergewicht und Inkontinenz. Allerdings gibt es für den Einsatz bei Übergewicht noch keine Zulassung.

Eine andere Möglichkeit, braunes Fett wiederaufzubauen, liefert uns die Natur in Form von Süßholz. Raspeln allein genügt da leider nicht. Es geht wie in *ScienceDirect* berichtet wird, darum, dass Cortison in Cortisol umgewandelt wird, was eine Vergrößerung der Adipozyten nach sich zieht, die das braune Fett bilden.

Das Süßholz, genauer gesagt die Glycyrrheteninsäure, hemmt tatsächlich die Cortison-Wirkung im Stress. Auch das ist eine Creme.

Ein für die Frau wichtiges Trio sind Gallensäure, Schilddrüse und Darmbakterien. Noch etwas zu wenig erforscht ist ein Mechanismus, der die Gallensäure in den Rang der Helfer gegen Übergewicht heben kann. Auch sie regt das braune Fett an, sie stimuliert die Lipolyse und aktiviert das Schilddrüsenhormon. Galle und Schilddrüse hängen ja zusammen. Und die Schilddrüse spielt bei Gewichtsproblemen bei Frauen immer irgendwie mit.

Nicht zuletzt stimuliert auch noch die Darmflora die Lipolyse. Die Faustregel dabei ist: Je mehr Bacteroidetes und je weniger Firmicutes man im Darm hat, desto einfacher funktioniert das Abnehmen.

Gutes Gelingen wünsche ich an dieser Stelle.

»Ganz einfach wird es nie«

Elisabeth Gürtler, Grand Dame des Wiener Hotel Sacher, über ein Leben ohne Abendessen, Disziplin beim Fasten und die Glasur der Sachertorte.

Das Europäische Forum Alpbach hat seinen Namen von dem Bergdorf in Tirol, in dem es seit 1945 jährlich stattfindet. Referenten und Teilnehmer, Experten und Studenten aus der ganzen Welt kommen dort zusammen, um Fragen der Zeit zu besprechen und neue Ideen zu entwickeln.

Vor mehr als zwanzig Jahren traf ich auf der Rückreise von dort im Flugzeug von Innsbruck nach Wien Professor Johannes Huber. Er hatte gerade den Begriff *Dinner-Cancelling* in Österreich bekannt gemacht und wir sprachen eine Weile darüber. Er meinte, spätestens ab 17 Uhr solle man nichts mehr essen. Gar nichts mehr. Nicht einmal einen Bissen. Heute nennt sich das Intervallfasten.

Mir war es, unabhängig von den Trends bei Fasten- und Anti-Aging-Methoden, immer wichtig, schlank zu sein und jung zu bleiben, also meine körperliche und geistige Energie zu bewahren.

Deshalb tat ich mein ganzes Leben lang mehr oder weniger instinktiv, was auch Professor Huber mir riet. Bloß nannte ich es weder *Dinner-Cancelling* noch Intervallfasten. Ich nannte es einfach das *Abendessen auslassen*.

Das mag klingen, als wäre ich ein leuchtendes Vorbild an Disziplin. Das bin ich aber nicht. Heißhunger kenne ich genauso gut wie viele andere Menschen und bei abendlichen Veranstaltungen oder Einladungen fällt es mir auch manchmal schwer, mit einem Glas Wasser in der Hand die Runde zu machen, statt mit einer Sektflöte in der einen und einem Häppchen vom Buffet in der anderen.

Heute am Abend zum Beispiel werde ich im niederösterreichischen Schloss Atzenbrugg sein, bei einer Veranstaltung rund um die Beziehung Franz Schuberts zu diesem Ort. Wein und Brot sind angekündigt. Diese kleinen Imbisse sind die unnützesten Kalorien überhaupt. Deshalb werde ich versuchen, diszipliniert zu sein, aber ich würde nicht schwören, dass es mir gelingt.

Schon weil das Verzichten eine soziale Herausforderung sein kann. Die anderen empfinden es oft als Affront, wenn ich sie alleine essen und trinken lasse. Nicht nur bei gesellschaftlichen Anlässen, sondern auch privat. Wenn ich mit meinem verstorbenen Mann nach Italien reiste und er einen Pasta-Teller bestellte, während ich mich wieder einmal mit Mozzarella, Tomaten und Pesto begnügte, murrte er manchmal. »Mit dir kann einem wirklich der Appetit vergehen.« Dabei war er selbst schlank und es war ihm wichtig, dass auch ich es bleibe.

Doch Professor Huber und alle, die nach ihm das *Dinner-Cancelling* propagierten, und die heute das Intervallfasten empfehlen, scheinen recht zu haben. Es funktioniert.

Die Mühe lohnt sich

Ich bin manchmal ein bisschen stolz darauf, wenn ich sehe, wie sich andere Frauen in meinem Alter entwickeln. Wie sie geistig träger werden und wie sie sich eines Tages, wie mein Mann es formuliert hätte, nicht mehr jung anziehen können. Mich mein Leben lang um Disziplin beim Essen zu bemühen, hat sich offenbar gelohnt, denke ich dann.

Es ist dabei nicht so, dass ich ein medizinisches Wunder wäre, über das Wissenschaftler Studien anfertigen sollten. Auch an mir nagt der Zahn der Zeit. Schon weil auch das Schlanksein mit fortschreitendem Alter Nachteile hat. Man sagte mir schon als junge Frau, dass im Leben der Punkt kommt, an dem man sich entscheiden muss: entweder Falten im Gesicht oder Popo. Das kann ich inzwischen bestätigen. Kaum Falten zu haben und doch schlank zu sein, wird mit der Zeit immer schwieriger. Ich entschied mich jedenfalls für die Falten.

Etwas vergesslicher geworden bin ich auch.

Erst heute Morgen habe ich mich einer Magnetresonanztomographie unterzogen. Ich lasse meine Gehirnströme untersuchen, weil es mich nervt, dass mir Namen von Menschen, mit denen ich seltener zu tun habe, manchmal einfach nicht einfallen. Auch Begriffe, die ich seltener verwende, können weg sein. Jüngst bekam ich in Tirol eine Lieferung Pashminas und dachte mir: Mein Gott, wie heißen die Dinger jetzt?

Klar kann man sagen: Du hast viel um die Ohren. Dein Hirn ist voll. Das ist normal. Aber ist es das wirklich? Das

Gehirn hat so viel Speicherkapazität, dass es nie voll sein kann. Es liegt wohl eher daran, dass mit fortschreitendem Alter die Qualität der – wie heißen die nochmal? – ach ja, Synapsen, nachlässt, und das spüre auch ich.

Perfekt bin ich also leider nicht, aber ich kann trotzdem sagen, dass das Abendessen auszulassen, hält, was es verspricht.

Ich merke es zum Beispiel daran, dass mich immer wieder Menschen fragen, wie ich es eigentlich schaffe, in meinem Alter so schlank und aktiv zu bleiben.

Ich bin 70 und wiege bei Körpergröße 1,62 und Kleidergröße 34 fünfzig Kilo. Ich leite mit Begeisterung das Hotel Astoria in Seefeld, habe darüber hinaus Funktionen wie einen Sitz im Verwaltungsrat des Schokoladenherstellers *Lindt & Sprüngli* oder im Präsidium der Österreich Werbung, bin gesellschaftlich aktiv und betreibe Sport. Insgesamt mache ich bestimmt mehr als andere, die zwanzig oder dreißig Jahre jünger sind als ich.

Heute zum Beispiel. Um acht Uhr war ich im Röntgeninstitut. Jetzt arbeite ich an diesem Text hier, anschließend, um 14 Uhr, steht eine Sitzung der Österreich Werbung an. Um 16.30 Uhr sollte ich im Weltmuseum in der Wiener Hofburg sein, weil ein früherer Mitarbeiter dort ein Buch präsentiert. Um 18 Uhr beginnt die Schubert-Veranstaltung im Schloss Atzenbrugg, bei der ich mich wohl etwas verspäten werde.

Ansonsten pendle ich zwischen Tirol und Wien. Wenn ich in Tirol bin, kontrolliere ich in der Früh schon, ob beim Frühstück alles passt, denn ich habe eine Vision, wie ich das Astoria noch erfolgreicher machen kann, und da gehören für mich auch solche Kleinigkeiten dazu.

Die Zeit im Zug zwischen Innsbruck und Wien ist immer wunderbar für mich. Da kann ich vier Stunden und 14 Minuten lang durchgehend und praktisch ungestört arbeiten. Man erledigt so viel. Ich nehme mir immer eine große Tasche voll Arbeit mit, und wenn ich in Wien am Hauptbahnhof ankomme, freue ich mich schon auf die Rückfahrt.

Langeweile macht dick

Aktiv zu sein, ist nicht nur eine Folge meiner Disziplin beim Essen, es ist auch eine der Ursachen dafür. Denn dadurch habe ich weniger Zeit, ans Essen zu denken. Säße ich den ganzen Tag daheim, fiele mir wahrscheinlich auch früher oder später ein, dass ich hungrig bin. Besonders beim Duft von Essen.

Schlank zu sein und aktiv zu sein, hängen somit zusammen. Es ist ein Kreislauf. Du beschäftigst dich, um nicht ans Essen zu denken, und wenn du wenig isst, hast du viel Energie für deine Beschäftigung. Denn zu viele Kilos kosten Energie. Wer ständig isst, ist auch ständig müde.

Routine, Rituale und Konsequenz

Wenn mir jemand die Frage stellt, wie ich das schaffe, will er oder sie natürlich wissen, wie er oder sie selbst schlank und aktiv bleiben kann. Meine Antwort fiel bisher eher einsilbig aus.

Iss halt auch weniger.

Doch jetzt, da mich Professor Huber eingeladen hat, einen Beitrag für dieses Buch zu schreiben, habe ich nachgedacht. Als leuchtendes Vorbild eigne ich mich, wie gesagt, nicht, aber wenn mich zum Beispiel eine junge Frau nach konkreten Tipps fragen würde, was würde ich antworten?

Ich esse schon so lange wenig, dass ich kaum noch anders kann. Das fällt mir als erstes ein. Wer ständig wenig isst, hat irgendwann einen kleineren Magen, weil er schrumpft. Ein kleiner Magen sendet früher Sättigungssignale ans Gehirn als ein großer. Wenn ich, so wie gestern, bei einer Einladung eine Vorspeise, eine Hauptspeise und eine Nachspeise esse, bin ich richtig satt.

Dazu kommt die Routine, unterstützt von täglichen kleinen Ritualen. Eines meiner kleinen Rituale besteht darin, mich jeden Morgen auf die Waage zu stellen. Ich habe eine sehr genaue Waage, der ich vertraue und die ich früher sogar in unsere Urlaube mitgenommen habe. Zwischen 49,6 und 50 Kilo bin ich zufrieden.

Wenn ich 50,2 Kilo wiege, ziehe ich Konsequenzen. Das kann schnell gehen. Gestern zum Beispiel, bei dieser Einladung, gab es Rindssuppe, Zanderfilet und Marilleneis. Das hat schon für ein kleines »Übergewicht« gereicht. Deshalb gab es heute für mich bisher nur Kaffee und Joghurt, das Mittagessen ist gestrichen und am Abend werde ich extra darauf achten, dem Brot und dem Wein zu widerstehen.

Wenn sich an solchen Tagen dann doch der Heißhunger einstellt, esse ich etwas möglichst Harmloses. Statt Fast -Food, das dann immer am leichtesten verfügbar ist. Wenn es sonst nichts gibt, kaufe ich mir Nüsse oder ich organisiere mir eine Scheibe Schwarzbrot. Ich habe es voll verinnerlicht, dass weißes Brot die falsche Wahl ist. Ein Stück Schwarzbrot mit einer tollen Kruste und Butter, vielleicht auch noch mit Schnittlauch und etwas Salz. Hervorragend!

Die verhängnisvolle Kurve

Als Zweites fällt mir diese verhängnisvolle Kurve ein, die uns alle lebensbegleitend zur Selbstbeschränkung beim Essen zwingt: Je älter wir werden, desto weniger dürfen wir essen. Sonst werden wir immer dicker.

Selbst wenn wir beim Essen konsequent sind, gehen wir mit der Zeit ein bisschen auseinander. Mein Gewicht ist seit Jahren gleichgeblieben, aber ich merke es trotzdem auch an mir. Zum Beispiel an meinen Dirndlkleidern. Die Mieder werden enger. Das liegt in der Biologie. Ich brauche mir nur meinen Jack Russell Terrier anzusehen. Vor wenigen Jahren war er noch schlank und drahtig, jetzt wird auch er breiter.

Ich kann also zu meiner Antwort auf die bewusste Frage hinzufügen:

Sei beim Essen so diszipliniert, wie du kannst, und sei dir bewusst, dass niemand darin perfekt ist. Finde Lösungen, deinen Heißhunger zu bekämpfen, mit denen du leben kannst. Am Anfang ist das alles besonders schwer, aber je länger du dich darin übst, desto eher unterstützt dich dein Magen dabei. Ganz einfach wird es nie. Erlaube dir trotzdem keine Ausreden wie den sozialen Druck. Lass das Übergewicht sich nicht einschleichen, sondern ziehe eine klare Gewichtsgrenze, um die du kämpfst. Sei dir dabei bewusst, dass es nicht reicht, die Kalorienzufuhr über die Jahre stabil zu halten. Du musst sie allmählich drosseln, sonst wirst du von selbst immer dicker. Je älter du wirst, desto konsequenter solltest du auf alles Unnötige verzichten.

Die Macht der Visionen

Wenn ich das so überfliege, fällt mir auf, dass etwas Wichtiges fehlt. Vielleicht sogar das Wichtigste: Bei allen Dingen, die wir erreichen wollen, müssen wir uns im Kopf dafür entscheiden. Wir müssen unsere Ziele verinnerlichen und sie visualisieren. Das schärft die Wahrnehmung für den Weg zum Erfolg.

Mein derzeitiges berufliches Ziel ist es, wie gesagt, das Astoria sehr erfolgreich zu machen. Egal, wo ich bin, denke ich: Dieses könnte ich für das Hotel verwenden oder jenes würde gut passen. Auch wenn es gar nichts mit Hotels zu tun hat. Wir müssen unsere Ziele leben und sie dürfen uns nie loslassen. Erfolg ist immer Kopfsache. Die entscheidende Frage ist immer: Wie wichtig ist mir etwas?

Die große Gefahr dabei besteht darin, saturiert zu sein. Wer sich innerlich zurücklehnt, tut sich schwer, neue Ziele zu erreichen. Wohlstand ist dabei ein Risiko. Wer im Wohlstand aufwächst, kämpft weniger gerne, heißt es.

Doch das muss nicht so sein. Ich selbst bin als Tochter eines erfolgreichen Unternehmers im Wohlstand aufgewachsen. Mir hat es nie an etwas gefehlt. Dennoch bin ich alles andere als saturiert. Ich habe trotz unseres Wohlstandes zu kämpfen gelernt.

Mein Vater hat uns Kinder gelehrt, dass es ohne Leistung keine Gegenleistung gibt. Für mich war es als Kind zum Beispiel wahnsinnig wichtig, ein Pferd zu haben. Das war für mich der Inbegriff von Leben. Aber ich wusste immer: Wenn ich mein Pferd behalten will, muss ich jedes Schuljahr mit einem Vorzug abschließen. Mein Vater sagte mir das in aller Deutlichkeit: »Ohne Vorzug ist dein Pferd weg.«

Für mich hätte es nichts Schlimmeres gegeben, als mein Pferd zu verlieren. Gleichzeitig wusste ich, dass er seine Drohung wahrmachen würde. Er hätte das mit Sicherheit durchgezogen. Ich wusste: Ich muss am Ende des Schuljahres mit einem Vorzug heimkommen, anders geht es nicht.

Dieses Grundgefühl, kämpfen zu müssen, wenn ich etwas erreichen will, ist mir geblieben. Jetzt sage ich mir: Ich habe in dieses Hotel viel Geld investiert. Ich habe Kredite laufen. Das Hotel muss florieren, damit ich diese Kredite zurückzahlen kann. Dafür strenge ich mich an.

Beim Essen ist es das gleiche. »Schlank im Schlaf« funktioniert genauso wenig wie »Friss dich schlank«. Wir müssen auch für das Ziel, schlank und aktiv zu bleiben, kämpfen. Ich könnte also auf die Frage nach meinen Tipps auch noch antworten:

Schlank zu sein, ist Kopfsache. Du musst das Ziel, schlank zu sein, verinnerlichen. Du musst dir vorstellen, wie es ist, schlank zu sein, und was du dann alles tun wirst und wie du wirkst. Das hilft dir, deine vielen täglichen Entscheidungen, die mit deinem Kalorienhaushalt zu tun haben, im Sinne deines Ziels zu treffen. Zurücklehnen darfst du dich dabei nie. Du musst jeden Tag von neuem für dein Ziel kämpfen.

Ich treffe jeden Tag dutzende Entscheidungen, die mit meinem Kalorienhaushalt zu tun haben. Wenn ich mich an einem Buffet für oder gegen ein Häppchen oder ein Glas Wein entscheide. Wenn ich mich an einem Sonntag für ein ausführliches Mittagessen entscheide, oder dafür, noch ein paar Pläne für das Hotel durchzugehen und danach zu sehen, ob ich immer noch Hunger habe.

Dazu kommen die vielen Entscheidungen darüber, was ich überhaupt esse. Ich bin keine Ernährungswissenschaftlerin, ich versuche einfach, vor allem Dinge zu essen, von denen ich vermute, dass sie gesund sind.

Schokolade muss sein

Zu meinen Grundnahrungsmitteln gehören neben Tomaten, Mozzarella und Pesto zum Beispiel Avocados. Ich verzichte auf Fleisch. Ich bin keine Vegetarierin, aber ich muss Fleisch nicht haben. Auch nicht einmal die Woche, obwohl ich mir vorstellen kann, dass das sogar gesund wäre.

Aber als Tierfreundin habe ich ein innerliches Problem damit. Wenn ich Fleisch an einem Haken hängen sehe, wird mir schlecht. Dann habe ich die Tiertransporte vor meinem inneren Auge und das unsagbare Leid, das den Tieren in der industriellen Fleischproduktion widerfährt. Daran will ich nicht mitschuldig sein. Ich esse Fleisch nur, wenn es sich bei Einladungen gar nicht vermeiden lässt.

Ich esse aber unnützerweise auch Dinge, die wahrscheinlich nicht besonders gesund sind. Schokolade vor allem. Ich liebe Schokolade und ich würde mich da fast als Spezialistin bezeichnen. Schon weil ich wegen meines Sitzes im Verwaltungsrat von *Lindt & Sprüngli* viel Erfahrung im Verkosten von Schokolade habe.

Schokolade muss für mich ein Erlebnis sein. *Lindt*-Schokolade, und das soll wirklich keine Werbung sein, schmeckt einfach anders. Nicht so wie die *Bensdorp*-Schokolade in meiner Kindheit. Danach hatte ich immer ein Brennen im Hals. Mir fallen genügend Schokolademarken ein, bei denen das auch heute noch so ist, bei mancher Schokolade habe ich das Gefühl, sie besteht aus lauter winzigen Kügelchen.

Bei *Lindt & Sprüngli* haben wir fünf Mal im Jahr Verwaltungsratssitzungen und ich erhalte jedes Mal ein Fünf-Kilo-Paket Schokolade. Ich verschenke viel davon, aber manches behalte ich auch.

Wobei ich mich auch bei der Schokolade zu disziplinieren versuche.

Wenn ich welche esse, mache ich für mich etwas Besonderes daraus. Ich esse zum Beispiel nicht automatisch die Schokoladeglasur unserer Sachertorte mit.

Die Glasur hatte ja ursprünglich nicht die Aufgabe, gut zu schmecken, sondern die Torte frisch zu halten. Die Glasur, die wir verwenden, ist die Beste, die es gibt, aber manchmal lasse ich sie der Kalorien wegen weg und gönne mir dafür ein anderes Mal, wenn mir wirklich danach ist, ein Stück *Lindt*-Schokolade.

Motivation

Um ein Ziel zu erreichen, braucht es immer Motivation. Meine Motivation kommt aus unterschiedlichen Richtungen.

Zum einen hat sie mit meiner Mutter zu tun. Sie war lange schlank. Als sie älter wurde, nahm sie zu und tat sich dann schwer, sich schick anzuziehen. Damals nahm ich mir vor, darauf zu achten, dass es mir nicht auch eines Tages so ergehen würde.

Später kam dazu, dass mein zweiter Mann eine schlanke Frau haben wollte. Er murrte zwar über meinen Mozzarella mit Tomaten und Pesto, aber es hätte ihn gestört, wenn ich behäbig und rundlich geworden wäre und angefangen hätte, es vielleicht mit Schmuck zu kaschieren. Also gut, dachte ich mir, dick wirst du besser nicht.

Zu meiner Motivation trägt auch etwas bei, das eigentlich ungerecht ist: Die unleugbare Tatsache, dass eine Frau bessere Chancen hat, erfolgreich zu sein, wenn sie äußerlich attraktiv ist. Sie muss keine Schönheitskönigin sein, aber sie muss lebensbejahend wirken, Energie versprühen und von der Figur her business-like aussehen, also dynamisch.

Ich bin da selbst ungerecht. Auch ich bin bei Vorstellungsgesprächen von Äußerlichkeiten geleitet. Wenn eine Bewerberin oder ein Bewerber falsch angezogen ist, nehme ich sie oder ihn für die jeweils ausgeschriebene Position gar nicht wahr.

Ich denke mir, wenn jemand nicht weiß, dass Äußerlichkeiten zählen, passt er ja auch nicht in den Tourismus und die Gastronomie.

Übergewicht spielt dabei eine Rolle, aber es geht vor allem um die Gesamtwirkung. Jemand, der etwas stärker ist, sich dafür aber richtig kleidet und richtig benimmt, kann auch eine gute Gesamtwirkung haben. Es ist bloß schwerer. Wer übergewichtig ist, muss das ausgleichen. Eine schlanke Frau braucht nur ein schwarzes Kleid anzuziehen. Ein Tuch dazu, das reicht. Bei einer dickeren Frau ist das komplizierter.

Es gibt auch dickere Menschen, die glücklich mit sich sind. Das hat wohl mit Selbstbewusstsein zu tun. Wirklich selbstbewusste Menschen sagen: Es ist mir vollkommen egal, wie ich aussehe, denn ich bin ich. Wenn das nicht nur ein Lippenbekenntnis ist, sondern wenn es jemand ausstrahlt, finde ich es toll.

Ich selbst bin nicht besonders selbstbewusst. Vielleicht habe ich dafür zu viele Sensoren. Wenn ich zu einem Termin, einer Veranstaltung oder einem Treffen komme, spüre ich sofort, ob es gut ist oder nicht und wie jemand zu mir steht. Wenn ich das Gefühl habe, da passt etwas nicht, da bestehen Ressentiments mir gegenüber, ziehe ich mich zurück.

Menschen, die fest mit beiden Beinen im Leben stehen und ein Riesenselbstbewusstsein haben, ist so etwas egal. Es kümmert sie nicht, ob sie hundert Kilo haben oder sechzig. Mit Selbstbewusstsein können sie über allem stehen.

Vielleicht ist ein schwaches Selbstbewusstsein die beste Motivation, schlank zu bleiben, und wer weiß wofür sonst noch.

***Elisabeth Gürtler** übernahm 1990 das Management der familieneigenen Hotels Sacher in Wien und Salzburg, das sie 2015 an ihre beiden Kinder übergab. Von 1999 bis 2007 organisierte sie den Wiener Opernball, von 2007 bis 2018 leitete die vormalige Vizestaatsmeisterin im Dressurreiten die Spanische Hofreitschule. Derzeit führt sie das Luxushotel Astoria in Seefeld (Tirol).*

II

Brotzeit in der Steinzeit

Schatten tanzen den Felsen empor. Das Gemurmel von Menschen bricht sich am Gestein, hallt gespenstisch wider. Es ist eine große Gruppe, die sich hier versammelt hat. Dutzende Männer und Frauen. Erwachsene und Kinder. Vielleicht hundert, vielleicht mehr. Unter ihnen auch Greise. Zwei oder drei. Mehr nicht. Vierzig Jahre sind sie alt. Oder sogar ein bisschen darüber. Kaum jemand wird so steinalt.

Eine Schar Auserwählter kauert dicht an dicht auf dem Boden. Sie alle halten angespitzte Holzstöcke in Händen, die sie waagrecht von sich strecken. Auf ihren Gesichtern spiegelt sich der Schein eines großen Feuers wider, und die Augen funkeln vor Anspannung, Vorfreude. Für gut zwei Dutzend von ihnen bietet die Feuerstelle Platz. Um die besten Plätze herrscht raues Gedränge. Unerbittlich manchmal. Doch es gibt strenge Regeln, die für alle gelten. Also fügen sich jene in den hinteren Reihen, nehmen, was man ihnen reicht, oder warten, bis sie selbst an der Reihe sind.

Wir befinden uns inmitten einer Höhle. Draußen ist es stockdunkel, und dort lauert das Ungewisse. Tatsächlich haben die Menschen Grund zur Freude. Aufregung und Gedränge ums Feuer sind groß. Heute wird gefeiert, weil zwei Stammesjägern ein Elefantenvogel vor Pfeil und Bogen gelaufen ist. Unten im Tal. Seit längerem wieder das erste Mal. Ein prachtvolles Exemplar, dieser Laufvogel, so schwer, dass es acht Männer gebraucht hat, um ihn fortzuschaffen, den Hügel herauf und hierher in ihren Unterschlupf. Bis zu 400 Kilogramm kann so ein Prachtkerl wiegen.

Der Elefantenvogel ist unter Gottes weitem Himmel nicht gerade der Hellste unter den Gejagten, folglich eine leichte Beute. Bedeutend einfacher zu erlegen als ein Wollmammut, wie jedes Kind weiß. Ein Mammut. Mmmh, eine Köstlichkeit. Bloß. Ein Mammut haben die Menschen hier in der Höhle schon seit ewigen Zeiten nicht mehr zu Gesicht bekommen.

Zeit ist ohnedies nichts, was für sie von Bedeutung wäre. Es gibt die Zeit noch gar nicht. Jedenfalls nicht in den Köpfen der Menschen. Wichtig ist: Wenn die Sonne hinter den Bergen verschwindet, endet der Tag, der auch noch nicht Tag heißt. Kriecht die Sonne wieder empor, beginnt ein neuer Tag. Und mit ihm der altbekannte Kampf ums Überleben.

Ohne Bedeutung ist auch, wofür ein Kilogramm steht. Ob vom Elefantenvogelfleisch oder von Wacholderbeeren. Bis Ihresgleichen in solchen Kategorien denkt und bewertet, wird die Sonne noch oft auf und untergehen müssen. Viele Hunderttausende Male.

Jedoch, auch die Zahlen sind noch ohne Belang. Bloß diese Unterscheidung treffen die Menschen: Es gibt eins, einen, eine. Und es gibt viele.

Was wirklich zählt, ist etwas gänzlich anderes, etwas weit Elementareres, nämlich: Was kommt nach dem Aufstehen? Was werden sie essen? Dann, wenn sie die Felle der Riesenbiber zurückschlagen und sich von ihren Nachtlagern erheben. Und wenn, wie jeden Tag, sich ein Teil von ihnen aufmachen muss, um Nahrung für alle zu besorgen. Männer und Frauen. Zum Sammeln. Und zum Jagen. Auch die Frauen jagen. Meist bleibt es beim Sammeln.

Natürlich, nicht nur so ein erlegter Elefantenvogel ist ein richtiger Grund zum Feiern. Auch ein Riesenbiber, so ihnen einer in die Falle geht. Riesenbiber leben am Fluss. Liegen sie ausgestreckt da, überragen sie den größten Mann um zwei Köpfe. Sie wiegen 200 Kilogramm und sind begehrt, weil ihr Fell eines der dichtesten überhaupt und auch ihr Fleisch alles andere als zu verachten ist.

Doch nicht immer leben sie selbst an einem Fluss, um Jagd auf ihn zu machen. Seit Urgedenken ziehen die Menschen mit der neuen Sonne weiter den Tierherden hinterher oder halten Ausschau nach fruchtbaren Plätzen, die sie noch nicht abgegrast haben. Immer auf der Hut vor anderen Jägern, die ebenfalls unermüdlich auf der Suche nach Nahrung umherstreifen.

Eines fernen Tages werden die Menschen anfangen, Getreide zu ziehen, Gerste und Einkorn und Emmer, werden Linsen und Erbsen und all die Gräser, die jetzt noch wild wachsen und unbeachtet bleiben, für sich entdecken. Sie werden beginnen, sich niederzulassen, Hütten aus Holz und Stein bauen und aufhören, den Tieren hinterherzuwandern. In jener grauen Zukunft wird es auch um den Riesenbiber geschehen sein.

Aber daran denkt heute noch niemand. Die Gedanken sind ganz allein bei ihm, dem Elefantenvogel, bei dem guten Stück Fleisch, das er für jeden von ihnen abgeworfen hat, das ihnen den Magen füllt, Kraft gibt und sie zufrieden unter ihre Felle kriechen und einschlafen lässt. Und vielleicht sind die Gedanken auch bei dem Feuer, das ihnen dieses Stück Fleisch überhaupt erst ermöglicht. Auf diese so verträgliche Art. Weil sie es im Feuer braten können. Und weil ihnen das Feuer auch sonst Gutes tut, Schutz vor den Tieren bietet, Schutz vor Kälte auch, sodass sie in kühlere Regionen vordringen können und obendrein Orientierung haben, wenn sie sich in der Finsternis bewegen. Und weil das Feuer ihnen erlaubt, die Spitzen ihrer Waffen zu härten. Doch das ist ferne Zukunftsmusik. Das Metall und sein Nutzen sind den Menschen dieser Tage noch fremd.

Gar nicht fremd dagegen ist ihnen die Suche nach Essen und Obdach. Von morgens bis abends. Tagein, tagaus. Winters wie sommers. Ein sicherer Unterschlupf für die Nacht. Und Essen. Für alle. Was immer es sein mag.

Diese Abläufe prägen ihr Muntersein. Seit Urgedenken schon ist es dasselbe Spiel, das keines ist. Weil es ein Kampf ist. Der Kampf ums Überleben. Täglich aufs Neue. Das Erwachen mit einem Gefühl von Hunger und der Ungewissheit für die kommenden Stunden. Nahrung beschaffen. Den halben Tag lang. Oder länger.

Zumeist wird es ohnehin nur, was ihnen die Natur einfach so in den Schoß legt. Wurzeln. Beeren. Nüsse. Pilze. Walderdbeeren und Blasenkirschen. Holzapfel und Haselnuss. Holunder und Brombeere. Dazu die vielen Kräuter. Schafgarbe, Pestwurz, Lungen- und Eisenkraut, Huflattich und Löwenzahnwurzel, Brennnessel und Quendel. Auch Leinsamen ist ihnen bekannt. Und nur gelegentlich, so wie heute, gibt es dann ein Stück Geflügel, das sich ins Feuer halten lässt. Oder Fleisch. Oder Fisch.

Das Wissen, welche Früchte der Natur genießbar sind und was besser den Tieren vorbehalten bleibt, ist uralt. Niemand kann sagen, wie alt. Aber das Wissen um giftig und ungiftig, genießbar und ungenießbar ist da. Von Generation zu Generation wird es vererbt. Durch Zeigen und Erfahrung. Und durch das Beschreiben in ihrer Sprache.

Natürlich haben auch sie eine Sprache. Selbst wenn die Menschen später, in 30.000 Jahren, sie ihnen streitig machen oder ernsthafte Zweifel anmelden werden. Indem sie darüber diskutieren, ob sie, die Steinzeitmenschen, als die man sie dann bezeichnen wird, dazu überhaupt hätten in der Lage gewesen sein können: sprechen, sich mitteilen, kommunizieren. Ja, was denn sonst?

Sie haben genauso Begriffe für die Dinge. Und Namen für die anderen in der Gruppe. Und sie sind auf ihren Wanderungen auch schon auf Menschen gestoßen, die für dieselben Dinge wie sie andere Worte haben. Solche, die sie nicht verstehen. Die also eine andere Sprache sprechen. Bloß wird später niemand davon erfahren. Irgendwann werden Worte und Namen vergessen sein und die Schrift, um sie zu bewahren, noch lange nicht erfunden. Nur die Bilder, die sie seit Generationen an Höhlenwände zaubern, wird nachfolgenden Menschen bezeugen, was jetzt, zu ihrer Zeit, von Bedeutung ist. Mit den Bildern an den Felsen erzählen sie ihre Geschichten vom Nomadenleben, von der Jagd und von den Göttern, die sie mit den Bildern milde stimmen wollen.

Doch im Alltag zählt nur das eine: Essen. Die besten Plätze und Gegenden, um aus der Natur zu schöpfen. Die Tiere, nach denen sie jagen. Und die Tiere, die nach ihnen jagen. Die als ihre größten Konkurrenten gelten im täglichen Kampf um Nahrung. Gerade an so Tagen wie heute, wenn der

Duft von gebratenem Elefantenvogel die Luft erfüllt, sind sie nicht weit, all die räuberischen Mitesser mit ihren messerscharfen Zähnen und Krallen.

Reißen und beißen. Der Tod schleicht umher. Überall lauern sie, um ihnen ihre Beute wieder abzujagen. Allen voran die Höhlenhyäne. Oder Wölfe. Oder, viel schlimmer als der Wolf, er: der Allesfresser. Ein übler, kampflustiger Räuber, der sich auch im Schnee geräuschlos bewegt und selbst davor nicht zurückschreckt, Großwild und kleinere Raubkatzen zu attackieren. Nicht jedoch die riesigen Säbelzahnkatzen. Auch mit ihnen, wissen die Menschen, ist nicht zu spaßen. Eine ihrer Arten schafft es sogar, die Kiefer im rechten Winkel aufzureißen, um die Beute noch besser packen zu können. Schaurige Gesellen allesamt dort draußen, mit denen sie ums Futter raufen müssen.

Nur der Höhlenbär nicht. Groß wie ein Grizzly, ist er dennoch keiner, der ihnen ein Stück Wild oder einen Fisch streitig machen würde. Dafür gibt es andere, so wichtige Bestandteile des täglichen Bedarfs, die sie mit ihm teilen müssen: Früchte, Wurzeln, Beeren. Um Rinden, Gräser und Blätter wiederum müssen sie sich mit ihm nicht streiten. Die kann er ganz für sich haben. Weil der Höhlenbär, werden die Menschen herausfinden, schon vor Jahrtausenden vom Allesfresser auf Vegetarier umgesattelt hat. Und sich vermutlich genau darum vom Erdball hat verabschieden müssen. Ausgestorben, wird auf dem Stempel stehen, den sie ihm in den Büchern aufdrücken. Anders der Mensch. Er wird sich zum regelrechten Allesfresser erst hin entwickeln und Unmengen von Fleisch verschlingen, obwohl er das Fleisch von Tieren zum

Überleben nicht wirklich braucht. Außer Jahrtausende später der Österreicher sein Wiener Schnitzel. Und den Schweinsbraten. Und das Steak und die Ripperl zum Barbecue.

Doch davon kann keine Rede sein an diesem Feiertag in der Höhle. Heute haben sie alles, was sie brauchen. Ja, fast zu viel davon. Was sie noch haben, ist eines: das Wissen, dass sie auch beim nächsten Mal, beim nächsten Festmahl, wann immer das sein mag, ihr Fleisch braten können. Weil sie das Feuer beherrschen.

Den Feuerstein kennen sie längst; auch das wird man ihnen später nicht zugestehen, sondern erst ihren Ururururahnen. Doch, was soll's. Wer kann, der kann. Sie lieben den Feuerstein. Er lässt die Funken sprühen und die Flammen tanzen. Woher das kommt und warum? Spielt keine Rolle. Selbst den Menschen nach ihnen, die von sich behaupten werden, alles zu wissen, alles aufzudecken, werden das Geheimnis um den Feuerstein nicht restlos lüften.

Zwei Männer sind heute zur Wache für die Nacht abgestellt. Sie halten das Feuer am Leben und die Augen offen. Erschöpft und satt lassen die anderen sich nieder. Heute ist das Nicht-Essen kein Thema gewesen. Später einmal werden die Menschen für dieses Nicht-Essen mehr als nur einen Begriff haben: Sie werden es Hungern nennen, wenn es unfreiwillig geschieht, und Fasten, wenn sie es freiwillig tun.

Freiwillig nichts essen? Die ganze lange Spanne zwischen Erwachen und Schlafengehen, zwischen Aufgang und Untergang der Sonne?

Für die Menschen in der Höhle ist das keine Kategorie zu denken. Doch es sind andere Zeiten. Und so denken sie, wenn die Biberfelle sie wärmen und ihnen die Augen vor Erschöpfung zufallen, schon an die Sonne von morgen. Was sie bringt, steht da noch in den Sternen. Ein Tag Beeren und sonst nichts? Ein Tag mit ein paar Wurzeln vielleicht und sonst nichts? Oder Wurzelgemüse? Kräuter? Nüsse? Eier? Oder doch ein Stück Fleisch von einem Tier aus dem Wald, der Steppe? Oder Fisch?

Nicht essen. Essen. Und wenn essen, dann ... egal. Man wird sehen. Die Sonne wird darüber entscheiden. Das Schicksal. Und es wird gut sein, weil sie immer gut damit gefahren sind. Weil es ihnen Kraft schenkt und sie gesund hält. Die Natur hat es so eingerichtet und in ihren Körpern verwurzelt. Seit immer schon. So wird es auch so bleiben. Bis ans Ende aller Tage.

Draußen vor der Höhle knurrt etwas.

Wer geht raus?

Ein Mr. Universum kommt ins Spiel

Fasten, Verzichten, den Konsum und die Reize reduzieren, das wird in unserer Überflussgesellschaft immer eine Herausforderung bleiben. Doch Bernd Österle, ein Personal Trainer, der sieben Mal die Fitnessweltmeisterschaften gewann und weitere neun Mal Vize-Weltmeister wurde, und ich hatten eine Idee, wie sich das Fasten besonders effizient gestalten lässt und wie wir ihm gleichzeitig den Schrecken nehmen können, indem wir ihm eine spielerische Komponente geben. Wieso soll Fasten nicht auch Spaß machen, zumindest ein bisschen?

Inspiriert dazu haben uns die eben beschriebenen Ernährungsgewohnheiten unserer Ahnen in grauer Vorzeit. Fasten war für sie bei weitem noch kein Thema, denn über Jahrhunderttausende galt es, alles zu essen, was da ist, um zu überleben. Doch wir haben uns überlegt, wie sich dieses Zufallsprinzip auch in Zeiten der Supermärkte und Restaurants für jede Art von Küche und für jede Preisklasse an jeder Ecke umsetzen lässt.

Aus einem guten Grund: Fasten nach dem Zufallsprinzip erfüllt perfekt unsere Vorgabe, besonders effizient zu sein.

Warum?

Wenn wir über einen längeren Zeitraum hinweg immer zur gleichen Zeit fasten, zum Beispiel immer von 15 oder 17 Uhr bis zum Frühstück am nächsten Tag oder jeden zweiten Tag, dann zeigt uns unser Stoffwechsel irgendwann die lange Nase. Denn unser Körper ist extrem am Überleben interessiert und funktioniert dabei so ähnlich wie die neuen Autos, die allmählich lernen, wie sich ihr Fahrer verhält und sich ihm anpassen.

Unser Körper versteht, dass sein »Fahrer« nur zu bestimmten Zeiten isst und holt sich seine Kalorien eben dann, und zwar besonders viele davon. Ich höre oft von meinen Patientinnen, dass sie mit einer von ihnen gewählten Form des Intervallfastens zwar zunächst abgenommen haben, dass der Effekt bald aber wieder weg war, selbst wenn sie weiter gefastet haben.

Bernd Österle hat diese Methode nicht nur mit mir entwickelt, er hat sie auch gleich getestet, und dies unter besonders spektakulären Umständen. Denn schließlich hat einer wie er schon berufsbedingt keine Probleme mit Hüftspeck oder Bierbauch. Österle ist vielmehr schlank und trainiert, das Gewicht, das er auf die Waage bringt, kommt vor allem von Muskeln und Knochen.

Weshalb er erstmal gründlich zunehmen musste, um nachher mit unserem Programm, das wir *Spielend schlank, länger jung* nennen, den Abnehmtest machen zu können. Aber lassen wir ihn selbst erzählen!

Zunehmen für einen guten Zweck

Hallo, ich bin Bernd Österle und ich freue mich, Ihnen an dieser Stelle unser Programm *Spielend schlank, länger jung* näherbringen zu dürfen. Ich würde sagen, ich war nicht von Anfang an prädestiniert dafür. Denn lange konnte ich dem Fasten so wenig abgewinnen wie einst die Urmenschen. Trendigen Begriffen wie Intervallfasten oder Heilfasten stand ich über Jahre hinweg sogar sehr skeptisch gegenüber. Fitness auf höchstem Leistungsniveau und Fasten passten für mich lange Zeit nicht zusammen. Denn wer nichts isst, dem wachsen keine Muskeln.

Meine Annahme war: Fasten verringert die Kalorienzahl auf eine Weise, dass der Stoffwechsel einschläft. Das hat auch meiner praktischen Erfahrung entsprochen. Bei jeder Diät, auf die ich mich einließ, und bei der die Kalorien extrem tief standen, kam der Stoffwechsel ins Straucheln. Er funktionierte einfach nicht mehr so, wie er sollte. Dabei hatte ich einen gravierenden Denkfehler begangen, denn: Fasten und Diät halten sind natürlich zwei Paar Schuhe.

Weil es beim Fasten besonders wichtig ist, zu wissen, warum der Stoffwechsel eben nicht einschläft. Ganz einfach: Weil dabei eine hohe Wachstumshormonausschüttung erfolgt, darum eine Art Muskelschutz und zugleich eine erhöhte Fettverbrennung. Später in meinem Selbstversuch werden wir sehen, um wie viel die HGH-Ausschüttung (die Wachstumshormone) nach einem 24-Stunden-Fastentag erhöht wird.

Die Niedrig-Kalorien-Diäten dagegen sind tückisch, weil Muskelmasse abgebaut wird und sich der Fettgehalt im Körper nach oben schraubt. Genau diese Diäten sind es, die den Jo-Jo-Effekt nach sich ziehen. Das meiste, was verlorengeht, ist bloß Wasser.

Hinterher hat man sogar mehr Gewicht, weil der Körper ein Mehr an Fett anlegt. Der Zeiger auf der Waage geht – vorübergehend – nach unten, der Fettanteil steigt. Kommt dann bei gewöhnlicher Ernährung das Wasser wieder dazu, steigt auch das Gesamtgewicht. Dummerweise über den Ausgangswert hinaus.

Zurück zum gezielten Fasten: Mein Umdenken hatte bereits vor dem ersten Treffen mit Professor Huber begonnen. Ich hatte bescheidene Erfahrungen gesammelt. Und ich war, ich muss es gestehen, von den Effekten des gezielten, tageweisen Nicht-Essens begeistert, ohne tieferes Wissen darüber zu haben. Ich brannte darauf, mich mit einem Mann wie Professor Huber auszutauschen. Ich wusste um seine Kompetenz und hoffte, von seinem Wissen zu profitieren.

Als wir uns in Vorarlberg trafen, konnte von einem Austausch an der Oberfläche keine Rede sein. Wir fanden uns in der Sekunde auf derselben Wellenlänge wieder, und schon nach kurzer Zeit war klar: Ja, wir wollen gemeinsam etwas auf die Beine stellen.

Etwas, das sich keinesfalls in einer Welt der tausend Diäten als tausend und erste erhebt, um gleich wieder in der Versenkung zu verschwinden oder den Menschen vorzugaukeln, was nicht einzulösen war. Vielmehr sollte es ein Programm sein, das auf spielerische und zugleich hocheffiziente Weise hilft, neue Wege einzuschlagen. Behutsam und nachhaltig.

Spielerisch. Warum also nicht gleich eine Art… Spiel?

Dieses Programm – so lautete die Vorgabe an uns selbst – sollte Menschen auf Basis ihrer innersten Natur abholen. Vor allem in entwicklungsgeschichtlicher Hinsicht. Denn die Überzeugung Professor Hubers, dass der Zufall dabei eine große Rolle spielen müsste, hatte mich fasziniert. Obwohl ich fast reflexartig fragte:

»Ernährung und Zufall?«

»Ja«, sagte Professor Huber. »Per Random. Durch Zufall. Weil es dem Homo sapiens über Hunderttausende von Jahren so ergangen ist und es sich in seinem Erbgut festgeschrieben hat. Er ist epigenetisch vorbelastet.«

Werfen wir einen Blick auf die Geschichte der Menschheit, dann erscheint uns diese Überlegung bestechend. Vor ungefähr 11.000 Jahren wurde der Mensch sesshaft. Natürlich nicht auf einen Schlag, weil irgendjemand den Befehl dazu gab, in eine Höhle zu huschen oder ein Dorf aufzubauen, sondern allmählich und in verschiedenen Erdteilen verschieden schnell. Teils über Jahrhunderte hinweg und immer den jeweiligen Umständen geschuldet.

In der 4,7 Milliarden Jahre alten Erdgeschichte sind ein paar Jahrtausende kaum mehr als ein Wimpernschlag, klar. Selbst auf den Zeitpunkt des Auftauchens unserer ersten Vorfahren vor rund drei Millionen Jahren umgelegt, ist es eine sehr kurze Zeitspanne. All diese Jahre danach waren davon geprägt, dass unsere Vorfahren am Morgen nach dem Aufstehen nicht wussten, was der Tag bringen würde. *Ein Mammut, einen Säbelzahntiger oder eine Keule auf den Schädel.*

Vor allem nicht: welche Nahrung? Und ebenso wenig: wie viel davon?

Das war Professor Hubers Grundgedanke, der mich so sehr elektrisierte. Dass nämlich unser Körper im Laufe der Evolution, während all seiner Entwicklungsphasen vom Affen hin zum Menschen, niemals planen konnte. Auch nicht in punkto Nahrungsaufnahme. Es gab weder Vorratskammern noch Kühlschränke noch Fertigpizza noch Astronautenpillen. Das Allermeiste basierte schlichtweg darauf:

Glück. Zufall.

Genau das, so Professor Hubers These, sei einer der Schlüssel zum Erfolg des Projektes, das wir ins Auge gefasst hatten. Weil mit einer auf dem Zufallsprinzip basierenden Ernährung dem Körper in seiner sonst so genialen Merk- und Anpassungsfähigkeit die Chance genommen würde, sich wie sonst bei Diäten auf jäh veränderte Ernährungsgewohnheiten einzustellen, das innere Programm des Stoffwechsels zu ändern und letzten Endes alle Bemühungen zu unterlaufen. Genau das wäre, so Professor Huber bei unserem ersten Treffen, der elementare Punkt überhaupt, warum praktisch alle Diäten auf lange Sicht zum Scheitern verurteilt seien. Der Körper überlistet einen früher oder später immer.

Daher der Plan, dem raffinierten Körper mit dem noch raffinierteren Zufall ein Schnippchen zu schlagen. Und zugleich (unter Einbindung der neuesten ernährungswissenschaftlichen Erkenntnisse) ein Programm zu entwickeln, das nicht nur überschüssige Pfunde purzeln lässt, sondern als Nebeneffekt das Wohlbefinden auf Dauer stärkt. Und eine Vielzahl anderer positiver Effekte hervorruft. Wir werden noch davon hören.

Ein Programm, das die Lebensfreude stärkt

Wichtig war aber auch das: So ein Programm – wir wollten es bewusst nicht Diät nennen, weil es keine ist – darf auf keinen Fall gnadenlos sein, wie solche Programme oft zu sein pflegen. Es dürfte den Menschen keinesfalls den Spaß nehmen, sondern müsste das Gefühl vermitteln, trotz gewisser Veränderungen ein Leben zu führen, in dem sie auf Dauer nichts entbehren müssten. Ein Ernährungsplan, der keinen Totalverzicht auf geliebte Speisen und Getränke forderte. Kein Dogma, das generell verteufelte, sondern auf spielerische Weise ein mittel- und langfristiges Umdenken anregte. Wertvolles für Geist und Körper sollte es leisten, Freude machen, den natürlichen Spieltrieb des Menschen bedienen und zugleich den Rückfall in alte Gewohnheiten ausschließen. Es war dies die Geburtsstunde von *Spielend schlank, länger jung.*

Natürlich klang das alles sehr schön in der Theorie, aber wie sah es in der Praxis aus? Eine ausführliche Testreihe musste her. Schließlich konnten und wollten wir den Menschen nichts empfehlen, was wir nicht selbst auf Herz und Nieren überprüft hatten.

Ein Selbstversuch also. Mit Begleitern an der Seite, die ebenfalls mitmachten. Es war erstaunlich leicht, Kunden, Freunde und Bekannte für die Idee zu begeistern. Sie waren die herkömmlichen Abspeckprogramme leid und nahmen diesen neuen Ansatz begeistert auf.

Wesentlich war auch, dass die Teilnehmer mit unterschiedlichen Voraussetzungen, Erwartungen und Ansprüchen an die Sache herangingen. Auch im Bereich der persönlichen Fitness. Manche waren relativ gut trainiert, manche mäßig, manche einfach nur regelmäßige Spaziergänger. Manche nicht einmal das, sondern echte Couch-Potatoes.

Was die meisten Testimonials allerdings vereinte: Sie waren nicht gerade glücklich mit ihrem Körper oder Befinden. Nicht bloß wegen Übergewichts. Bei Vorbesprechungen fielen auch Schlagworte wie: allgemeines Unwohlsein, unreine Haut, Diskrepanz von Alter und Aussehen. Fit für einen runden Geburtstag. Und so weiter. Eine Vielzahl von Kriterien und möglichen Veränderungen würden demnach zu beobachten sein.

Zunehmen im Dienst des Forschens

Und wie sah es mit mir aus?

Als wir das Programm entwickelten und den Plan fassten, es zu testen, ehe dieses Buch daraus werden sollte, war ich weit davon entfernt, an Übergewicht zu leiden. Ich stand fast auf meinem Idealwert und war topfit.

Aber genau das Gegenteil musste ich am eigenen Leib spüren. Ich musste ergründen, was es heißt, ein ständiges Zuviel an Zucker, Salz und Konservierungsstoffen im Körper zu haben, mich oft schlapp und antriebslos zu fühlen und obendrein einen Rucksack unnötiger Pfunde mit mir herumzuschleppen. Das war ich meinem Anspruch auf Glaubwürdigkeit und Authentizität schuldig.

Also begann ich – unter ärztlicher Aufsicht – gezielt zuzunehmen. Es wurde, anders lässt es sich nicht beschreiben, ein Mästen. Immerhin wollte ich sehen, ob es tatsächlich möglich war, hinterher in 40 Tagen und nach dem Zufallsprinzip eine beträchtliche Menge an Gewicht zu verlieren.

40 Tage. Darauf hatten Professor Huber und ich uns geeinigt. In Anspielung auf die 40-tägige Fastenzeit der Christen. Das war ihm als Theologe ein besonderes Anliegen. 40 Tage aber auch, weil es uns als effizienter und zugleich überschaubarer Zeitraum erschien.

40 Tage. Bloß, wann sollte ich loslegen? Und wie lange sollte ich mich zuvor mästen? Ebenfalls 40 Tage, hatten wir beschlossen. Beginnen wollte ich am Tag meiner Hochzeit. Besser konnte aus meiner Sicht der Termin nicht gewählt werden.

Der 27. April 2019. Genau da ging es los. Das hatte den unschlagbaren Vorteil, dass ich (anfangs wenigstens noch) in meinen neu gekauften Hochzeitsanzug passte. Und zugleich einen Katapultstart in Richtung Übergewicht hinlegen konnte. Immerhin bietet so eine Hochzeit für gewöhnlich das volle kulinarische Programm. Bei den Kalorien allemal. Torte, Kuchen, fettes Essen, dazu Alkohol. Alles in großen Mengen da. Ich griff beherzt zu wie selten zuvor.

Die ersten Tage waren eine ziemliche Überwindung. Doch der Mensch gewöhnt sich an vieles in kurzer Zeit. Ich gab wirklich mein Bestes und tat Dinge, die ich mir sonst verwehrte oder nur ausnahmsweise gönnte, als wären sie fester Bestandteil eines neuen Lebens.

Während die Uhr meiner Mast schon lief, feilten Professor Huber und ich eifrig an unserem Programm. Ein Grundgerüst hatten wir recht schnell. Bald wussten wir, wie das Programm im Groben aussehen sollte:

Es sollten vier Blöcke oder Phasen sein. Zu je zehn Tagen.

Bald wussten wir auch, welche Thementage es beinhalten sollte. Sie sollten (mit der einen oder anderen Ausnahme) wiederkehrend sein und doch ein Maximum an Abwechslung bieten. Und auch ein gewisses Maß an Flexibilität.

Eines war klar: Es sollte weitestgehend mit den uralten genetischen Mustern des Menschen spielen, sie berücksichtigen und wesentliche Elemente der Urzeit-Nahrung enthalten. Ohne in Richtung Paläo-Diät abzudriften. Aus gutem Grund: Die Menschen konsumierten vor 10.000 Jahren und früher bedeutend weniger Fleisch, als die Anhänger dieser Diät uns glauben machen wollen.

Was bedeutete es nun, einen Ernährungsmix zu finden, der sich ausreichend nahe am Menschen der Urzeit orientierte und zugleich den Anforderungen eines Lebens im 21. Jahrhundert entsprach?

Was wir keinesfalls wollten, war, dass Menschen ihren Jahresurlaub aufbrauchen mussten, um unser Programm irgendwie auf die Reihe zu kriegen. Im Gegenteil. Es sollte so simpel wie möglich sein. Für jeden Menschen umsetzbar, egal, in welchen Lebens- und Arbeitsumständen er sich befindet. Alltagstauglich. Dabei maximal effizient. Und immer möglichst nah an dem, was die Natur für uns seit jeher bereithält. Wie bei den Urmenschen auch.

Folgenden losen Speisezettel oder Zutatenplan legten wir nach reiflicher Überlegung fest. Regelmäßig geben sollte es:

- Gemüse
- Wurzeln (sprich: Wurzelgemüse)
- Frisches Obst (darunter auch frische Beeren)
- Hülsenfrüchte
- Pilze
- Nüsse
- Fisch

Bei den Getränken gedachten wir, im Wechsel von Urzeit zu Neuzeit etwas gnädiger zu sein. Das betrifft vor allem die reinen Fastentage. Da sollte neben Wasser auch jede Art von Tee erlaubt sein (der wird ja auch seit Jahrtausenden kultiviert). Und Kaffee. Den Menschen von heute auf morgen ihren Kaffee zu streichen, erschien uns als entschieden zu rigoros. Das wollten wir auf keinen Fall.

Unseren Zutatenplan – von Gemüse bis Fisch, von Obst bis Hülsenfrüchte – gedachten wir in Form von Thementagen abzuarbeiten. Daneben sollte es aber auch immer solche geben, die für das bisherige Leben stünden. Also Tage, an denen es heißt: Essen wie immer.

Ohne dass wir deswegen die zuvor eingesparten Kalorien an einem Tag rauffuttern und alle Ernährungsfortschritte augenblicklich zunichtemachen müssen. Der tiefere Sinn lautete: Essen wie immer gibt das Gefühl, nicht wirklich etwas zu versäumen.

Dafür wollten wir nicht zuletzt im Sinne der Effizienz echte Fastentage einstreuen. Und solche, an denen das Intervallfasten zur Anwendung kommt. Ein buntes Programm. Und immer mit dieser einen großen Unbekannten im Köcher: dem Zufall. Denn die Karten der Ernährung, sagten wir uns, sollten täglich neu gemischt werden, ohne dass wir Einfluss darauf nehmen könnten. Damit stand auch der Modus der Auswahl fest.

Spielkarten sollten es sein.

Fast-Food, Chips & ein rasendes Herz

Während der 40 Tage dauernden Mastkur gab ich wirklich alles. Ich aß Paniertes in Mengen, die ich bislang nicht gekannt hatte, schlug mir den Bauch mit Schweinsbraten voll und ging zu McDonald's, dass sich die Cheeseburger bogen. 20 Mal in 40 Tagen, im Schnitt also jeden zweiten Tag.

Schokolade (die helle) naschte ich, als wäre ich meine eigene Kinder-Überraschung. Chips zählten zu meinen besten Freunden am Abend vor dem Fernseher, und ich wählte schon im Supermarkt immer gezielt die Sorte mit dem höchsten Salzgehalt. So lernte ich zum Beispiel, dass in reichlich gesalzenen Chips vier Gramm Salz pro 100 Gramm enthalten sind. Die maximale Salz-Tagesmenge eines Erwachsenen sollte 6 Gramm nicht übersteigen. Aber was sind schon 100 Gramm Chips, wenn du erstmal so richtig in Laune bist?

Manchmal dachte ich, ich wäre ein Außerirdischer, der Dinge tut, die sonst kein Mensch macht. Ein extraterrestrischer Staubsauger. Meine Mission war das Fressen. Alles hineinstopfen, verschlingen, verdauen und wieder von vorne beginnen. Meine Area 51 war der Kühlschrank. Und erst mit der Zeit habe ich begriffen, dass diese Art von Ernährung weitverbreitet und oft sogar die Norm ist.

Mein Körper blieb nicht unbeeindruckt vom neuen Way of Life. Und mein Hausarzt zog die Brauen hoch, als mein Blutdruck auf einmal nicht mehr die gewohnten 80:120 betrug, sondern auf 155:110 geschossen war. Er musterte mit zugekniffenen Augen meinen angeschwollenen Bauch und sagte:

»Kein Wunder, dass du keine Luft mehr kriegst. Sieh dich doch an. Deine Lunge drückt aufs Zwerchfell, weil der Bauch schon so nach oben schiebt. Und über deine Kurzatmigkeit darfst du dich auch nicht wundern.«

Diesen Befund bekam ich von ihm etwa einen Monat, nachdem ich mit meiner Mast begonnen hatte. Allmählich wurden die Veränderungen auch mir unheimlich, von meiner Frau ganz zu schweigen. Ich hatte aber ein Ziel vor Augen, und das hieß: Zunehmen, was in 40 Tagen nur geht. Am Ende (weil ich sonst meinen persönlich gesteckten Wert nicht erreicht hätte) trank ich sogar Wasser, in das ich esslöffelweise Kristallzucker kippte. Im Extremfall bis zu einem halben Kilo bei einem Getränk. Wie ein Wahnsinniger. Nur um diesen Wert zu erreichen:

Plus 15 Kilogramm.

Dann war er endlich da. Der heiß ersehnte Abend des 40. Tages. Das letzte Mal noch Kalorienbomben mampfen. Am nächsten Morgen der beschwerliche Gang zur Badezimmerwaage. Tatsächlich: Plus 15 Kilogramm.

Du meine Güte.

Und wie geht das wieder weg?

Wird das Programm funktionieren? Alles weg? In dieser kurzen Zeit? Ist das machbar? Wie viel Sport muss ich zusätzlich einlegen? Denn ganz ohne wird es nicht gehen, sagte ich mir. Nicht 15 Kilo in 40 Tagen. Oder doch?

Neben den einfachen Grundregeln habe ich mir zwei zusätzliche verordnet:

1. Absolute Ehrlichkeit mir selbst gegenüber.
2. Keine Sünden innerhalb der 40 Tage.

Bevor ich mit meinen 40 Tagen der Wiedergutmachung an mir selbst loslegte, nahm ich noch einmal die Spielregeln zur Hand, die Professor Huber und ich ausgearbeitet hatten. Auch hier lauteten die Vorgaben: So einfach wie möglich und so flexibel wie nötig. Vier einfache Grundregeln sind es am Ende geworden.

Die Spielregeln

1. Die Ziehung der Spielkarte für den Tag erfolgt immer erst nach dem Aufstehen und nicht schon am Vorabend. Am Vorabend zu ziehen, würde nur unnötigen Stress erzeugen. Die Zeitrechnung beginnt also in der Früh.
2. Essen wie immer: Wird diese Karte gezogen, darf sie für einen frei wählbaren Folgetag aufgehoben werden, Stichwort: soziale Verpflichtungen (Einladung bei Freunden, Geschäftsessen, eine geplante Bergwanderung etc.). Dieser Joker gilt aber nur einmal pro 10-er-Block.
3. Intervallfasten: Ab der ersten Mahlzeit am Tag acht Stunden regelmäßige Nahrungsaufnahme. Danach 16 Stunden nichts essen. Aber Achtung! Die letzte Mahlzeit sollte spätestens um 16 Uhr eingenommen werden.
4. Fasten: Den ganzen Tag (vom Aufstehen bis zum Schlafengehen) keine feste Nahrung. Auch keine pürierten Suppen. Nur ausreichend Getränke. Und zwar: Wasser, Tee oder Kaffee (schwarz).

Zusatz: Wird die Karte Fasten zweimal hintereinander gezogen, DARF sie beim zweiten Mal abgetauscht und für später aufbewahrt werden, MUSS aber nicht.

Sonderfall: Ist am 8. Tag eines Blocks mit zwei Fastentagen nach der Ziehung klar, dass die beiden verbleibenden Tage Fastentage sind, DARF die Karte des 8. Tages zurückgelegt und gegen eine der beiden Fastenkarten getauscht werden. Auch zwei Fastentage am Stück sind demnach (freiwillig) möglich.

Bernd beginnt: Das 40-Tage-Buch

Ich habe mir einen Grundstock an Nahrungsmitteln zurechtgelegt. Verschiedene Gemüsesorten. Beeren. Nüsse. Hülsenfrüchte. Tagesmengen. Das genügt. Manches (wie zum Beispiel Karotten) lässt sich erfahrungsgemäß länger lagern, anderes weniger lang.

Was ich sonst noch für die warmen Mahlzeiten des Tages benötige, kann ich mir auf kurzem Wege besorgen. Ich bin ja ohnehin beruflich viel unterwegs. Aber auch für Bürojobs ist das machbar. Die erste vermeintliche Hürde, dass mein Kühlschrank für so ein Programm zum Bersten voll sein müsste, ist also schon genommen.

Ich nehme mir außerdem vor: Jeden Tag gibt es (ausgenommen Fastentage natürlich) einen gehäuften Esslöffel Weizenkeime. Weil die den höchsten Wert an Spermidin haben, und Spermidin wiederum, wie es heißt, die Autophagie anregt. Spermidin gilt also als Anti-Aging-Substanz.

Ich bin bereit.

DER ERSTE BLOCK

40 Tage Schlemmern und Mästen liegen hinter mir. Folgende 10 Karten liegen am Morgen des ersten Tages (verdeckt und gut gemischt) bereit:

2 x Essen wie immer
2 x Intervallfasten
2 x Fastentag
2 x Fisch (Ersatz: Hülsenfrüchte) & Gemüse
1 x Suppentag
1x Gemüse & Beeren

Tag 1

Es ist Donnerstag in der Früh. Ich ziehe die erste Karte. Essen wie immer. Das fängt ja gut an.

Gut?

Ja. Je nachdem, wie man es sieht, sage ich mir. Gut, weil es den Einstieg maximal milde gestaltet und alles so einfach erscheinen lässt. Gut aber auch im ironischen Sinn, weil eben gar nicht gut. Immerhin bin ich topmotiviert, will die überschüssigen Kilos rasch wieder loszuwerden. Und dann soll ich so beginnen, als wäre nichts gewesen?

Es ist, wie es ist. So läuft das Spiel. Also essen wie immer. Immer heißt ja in meinem Fall nicht wie in den vergangenen Wochen, wo ich mit Gewalt das viele Gewicht raufgefuttert habe, sondern wie in den Monaten und Jahren zuvor. Also weitgehend vernünftig. Ohne Kalorienbomben bis spät in die Nacht.

Damit mein Körper versteht: Das Schlimmste hast du hinter dir. Die schwere Zeit.

Tag 2

Intervallfasten. Na bitte. Schon besser. Es geht los. Essen wie immer, nur eben maximal bis 16 Uhr. Das bedeutet, Frühstück gibt´s am nächsten Tag um 8. Vorausgesetzt, ich ziehe nicht die Karte Fastentag. Mal sehen, was es morgen wird. Ab fünf Uhr am Nachmittag also nichts mehr bis am nächsten Morgen. Ausgenommen Wasser, Tee. Kaffee.

Fazit vor dem Einschlafen: keine große Hexerei.

Tag 3

Fastentag. Tja. Also doch. Die Spielregeln sagen mir: Bernd, du darfst tauschen, wenn du möchtest. Oder doch nicht? Zur Sicherheit sehe ich nach, weil noch nicht alles so genau verinnerlicht ist. Tauschen? Nein. Bloß nicht. Tauschen ist nur erlaubt, wenn zweimal hintereinander Fastentag kommt.

Es gilt: Die Zeitrechnung beginnt mit dem Aufstehen. Egal, welcher Tag vorher war. Stehe ich um 7 Uhr auf und ziehe den Fastentag, bedeutet das: Das nächste Mal essen morgen um dieselbe Zeit. Selbst dann, wenn ich am Vortag Essen wie immer habe und in der Regel gegen 20 Uhr aufhöre zu essen, komme ich dann auf 36 Stunden Fasten.

Im Prinzip bedeutet also ein Fastentag: Eineinhalb Tage ohne Essen. Das ist gut.

12 Uhr: Bisher verläuft der Tag ohne Probleme. Gleich mache ich mich auf zu meinem nächsten Kunden. Fasten und arbeiten vertragen sich gut. Viel besser, als man meinen möchte. Hunger ist kein Thema, weil ich weiß: 40 Stunden ohne feste Nahrung sind für mich nicht das große Problem.

Ab und zu denke ich aber doch darüber nach: Wie mag es jenen ergehen, die es gewohnt sind, bis spät am Abend zu essen? Die den ganzen Tag über Nahrung aufnehmen. Auch Snacks zwischen den Hauptmahlzeiten. Wie ergeht es denjenigen, die noch nie im Leben einen Fastentag eingelegt haben?

Durchhalten!!!!, notiere ich mit vier Rufzeichen. Für mich. Mehr aber noch für alle, die diese Zeilen eines Tages lesen werden. Also genau: jetzt.

16 Uhr: Auf einmal ist doch ein Riesenproblem aufgetaucht: Kopfschmerzen. Ziemlich heftige sogar. Problem Nummer zwei: Jetzt tut mir auch der Rücken weh. Verdammt weh, vor allem die Schmerzen im Rücken machen mir zu schaffen. Ich überlege kurz: Hat es mit dem Fasten zu tun?

Nein. Es ist der Entzug. Der massive Zuckerentzug. Ich habe wochenlang Zucker ohne Ende in mich reingeschaufelt. Für meine Verhältnisse jedenfalls. Und jetzt so gut wie gar keinen. Vollbremsung. Wie ein Frontalcrash mit dem Auto gegen eine Wand. Von hundert auf null in null Sekunden.

Und der angeschlagene Körper rebelliert. Er verlangt seine Dosis.

Tag 4

Heute ist Sonntag. Was sagt die Glücksfee am Morgen?

Intervallfasten. Wunderbar. Ich habe unmittelbar vor dem Ziehen der Karte dieses Gefühl verspürt, muss es mir eingestehen und deshalb auch hier niederschreiben:

Heute nach dem Aufwachen bin ich SEHR, SEHR HUNGRIG gewesen.

Egal, was ich heute zu mir nehme, es schmeckt einfach nur köstlich. Ansonsten alles wieder einigermaßen gut. Die Schmerzen sind nicht restlos weg, haben aber deutlich nachgelassen.

Tag 5

Suppentag. Ein Montag, der Start in eine beruflich anstrengende Woche. Wie wird es mir ergehen? Kohlsuppe wäre grundsätzlich das Beste, kommt für mich aber geschmacklich nicht in Frage. Deshalb mache ich mir zwei verschiedene Suppen. Die eine besteht aus einem Kürbis, einer Zwiebel, drei Knoblauchzehen, einem kleinen Stück Ingwer und einem kleinen Stück Kurkumawurzel, das alles mit Wasser geköchelt und danach püriert, gewürzt und mit einem Würfel Bio-Rinderbouillon, Salz und Pfeffer angerichtet. Für die zweite Suppe schneide ich mundgerechte Gemüsestücke in Suppenwasser aus BIO-Gemüsebouillon, und köchle das Ganze nur kurz, damit das Gemüse knackig bleibt. Schmeckt zum Beispiel mit Karotten, Broccoli, Sellerie, Erbsen und grüne Bohne. Das Gute ist: Es ist gerade Frühsommer, da gibt es frisches Gemüse zuhauf.

22 Uhr: Die Bilanz meines ersten Suppentages fällt trotzdem eher ernüchternd aus. Was ich verdrängt habe, ist wieder in mein Bewusstsein gerückt. Ich bin ein echter Suppenkasper. Immer schon. Ich gehe mit diesem Gefühl zu Bett: Den ganzen Tag fasten ist mir leichter gefallen.

Tag 6

Gemüse & Beeren. Was für ein Hochgenuss! Ich stelle fest: Ein Tag mit Gemüse ist ein Tag mit enormen Möglichkeiten. Das Spektrum, aus dem ich wählen darf, ist riesig. Ich beginne mit Rohkost. So vieles lässt sich roh essen und auf diese Art neu entdecken. Energie- und Vitaminlieferanten.

Ich schaue auf meine Liste, was sich alles zum rohen Verzehr eignet:

- Karotten (der Klassiker)
- Karfiol
- Stangensellerie
- Gurke
- Radieschen
- Kohlrabi

- Chicorée (viel Aroma, fein und zugleich herb)
- Kren (wer's aushält)
- Zwiebel, Frühlingszwiebel, Knoblauch (Achtung: würziger Atem)
- Paprika
- Mangold (der neue Spinat)
- Tomaten (auch ein Klassiker)
- Zucchini (bedenkenlos, ein roher Genuss)

Mein Körper ist heute wieder voll auf der Höhe. Die Schmerzen sind Geschichte. Ich fühle mich blendend. Beeren futtere ich den ganzen Tag, auch so zwischendurch. Besonders schmackhaft: die frischen Erdbeeren vom Bauern. Erdbeeren waren mein absoluter Favorit, da die Erdbeere die Königin der Beeren ist. Sie haben einen hohen Gehalt an sekundären Pflanzenstoffen, sogenannte Polyphenole. Denn schon nach meinem übermäßigen Konsum in der letzten Erdbeerensaison haben meine Blutwerte einen überdurchschnittlichen Folsäurewert gezeigt.

Etwas Warmes sollte aber auch sein. Also abends an den Herd. Fällt mir etwas Neues ein? Schon tagsüber, als ich unterwegs bin, habe ich Ideen.

Mir ist heute so nach Farbe und Abwechslung zumute. Es wird ein Wok-Gemüse. Als ich mich ins Bett lege, verspüre ich einen leichten Schmerz im Gesicht (genau genommen an den Wangen), den ich mir nicht erklären kann. Eine Erklärung für die Ursache der Schmerzen folgt später.

Tag 7

Fisch & Gemüse. Das erste Mal diese Variante. Feine Sache. Morgens Rohkost. Ich bin den ganzen Tag unterwegs. Zwischendurch behelfe ich mir abermals mit Rohkost. Am späten Nachmittag komme ich nach Hause und bringe frischen Fisch mit. Hungrig und voller Vorfreude.

Es gibt Zander. Mit viel frischem Gemüse aus dem Wok. Ich liebe Fisch, jegliche Sorten schmecken mir besonders gut. Ich weiß: Andernfalls könnte ich den Fisch gegen Hülsenfrüchte tauschen. Kommt gar nicht in Frage.

Fürs nächste Mal nehme ich mir vor: Wildlachs.

Tag 8

Das nächste Mal kommt manchmal schneller als gedacht. Fisch & Gemüse, die Zweite. Also gibt es heute Abend Wildlachs. Ansonsten alles wie gestern. Rundum Wohlbefinden. Der Gürtel lässt sich schon wieder enger stellen. Glaube ich jedenfalls.

Zwei Karten des ersten Zehner-Blocks sind noch übrig. Was wird es morgen früh werden? Der letzte Gedanke vor dem Einschlafen.

Tag 9

Heute ist Freitag. Essen wie immer. Kurz überlege ich. Soll ich den Joker ziehen und mit morgen tauschen? Immerhin ist morgen Samstag und… nein. Glücklicherweise sind wir am Samstag nirgendwo eingeladen. Wir selbst haben auch keine Gäste. Also beuge ich mich dem Zufall. In Wirklichkeit kann ich mich glücklich schätzen, dass es so gekommen ist und nicht umgekehrt. Wäre es anders, dürfte ich nicht so einfach tauschen. Außerdem würde mir ein Tausch bei dem, was wir heute vorhaben, das Leben sehr erschweren: eine ausgedehnte Bergwanderung.

Ein alles in allem herrlicher Tag. Eine kräftige Jause für unterwegs im Rucksack. Ein Imbiss unterwegs. Abends fühle ich mich topfit. Fantastisch!

Tag 10

Es bleibt ja nur noch diese eine Karte. Richtig. Fastentag. Nach dem gestrigen Tag ist der heutige eine echte Herausforderung. Es ist drückend heiß. Gott sei Dank habe ich die Möglichkeit, immer wieder mal zu chillen. Ab in den Schatten und viel trinken.

Wie jeden Tag stelle ich mich auch am Abend auf die Waage. Wow! Morgen früh gibt es die erste Zwischenbilanz.

Gewichtsverlust während der ersten 10 Tage: – 4,6 Kilogramm.

DER ZWEITE BLOCK

Es ist Sonntag, 7 Uhr in der Früh. Folgende 10 Karten liegen (wie üblich verdeckt und gut gemischt) bereit:

3 x Intervallfasten
2 x Essen wie immer
1 x Fastentag
2 x Fisch (Ersatz: Hülsenfrüchte) & Gemüse
1 x Wurzelgemüse, Pilze & Nüsse
(Ersatz, nur für Allergiker: Reis, Süßkartoffel)
1 x Gemüse & Beeren

Tag 11

Heute Morgen freue ich mich schon so richtig aufs Kartenziehen. Die ersten zehn Tage haben meinen Spieltrieb angeheizt. Was mich zusätzlich pusht, ist: Was kommt, gilt immer nur für 24 Stunden. Danach gibt es wieder eine neue Überraschung. Kein wochenlanger Trott, der sich schon vorher im Kopf festsetzt. Stattdessen jeden Tag die neue Herausforderung und jeden Tag die Frage: Was kann ich daraus machen?

Intervallfasten. Trifft sich eigentlich ganz gut für einen Sonntag. Da steht einem feinen Mittagsmahl nichts im Wege. Ich bin den ganzen Tag auf Achse. Ein locker zu bewältigender Tag. Auch das Nichts-mehr-Essen ab 16 Uhr. Dennoch freue mich schon auf das Frühstück am nächsten

Tag um 8 Uhr. Vorausgesetzt, es gibt überhaupt eines. Wer weiß?

Tag 12

Na bitte! Es gibt Frühstück. Fisch & Gemüse, sagt die Karte für heute. Perfekt für einen Montag. Am Morgen wieder Rohkost. Zwischendurch komme ich zu Mittag nachhause und kann eine erste Portion kochen. Dann wieder ab zu einem Kunden.

Zwei Dinge fallen mir auf, die in den ersten 11 Tagen nicht so stark ausgeprägt waren:

Heute esse ich extrem viel Gemüse. Noch mehr als üblich.

Nach dem Essen muss ich ungewöhnlich oft auf die Toilette, da Gemüse einen hohen Wassergehalt aufweist.

Ansonsten ist alles in bester Ordnung. Mein Körper fühlt sich energiegeladen an. Die Motivation ist top.

Tag 13

Essen wie immer. Herrlich. Heute gönne ich mir mal etwas: ein Stück dunkle Schokolade.

Beim ersten kleinen Bissen denke ich mir: Das Leben ist so richtig lebenswert. Wie eine Götterspeise zergeht sie mir auf der Zunge.

Der zweite Gedanke geht zurück zu den 40 Tagen des ununterbrochenen Mästens. Da habe ich auch jede Menge Schokolade in mich reingestopft. Gegen meine Angewohnheit größtenteils Vollmilch-Schoko und anderes Zeug, alles mit geringem Kakaoanteil. Schmackhaft, aber verdammt ungesund.

Abgesehen von der Rippe Schokolade habe ich weitgehend gesund gelebt. Ein kleines Stück Bio-Kalbfleisch, viel Gemüse, Obst.

Tag 14

Wurzelgemüse, Pilze & Nüsse. Das hatte ich im ersten Block nicht. Mal was Neues. Und zugleich ein Klassiker der Evolution. Weil wir Menschen doch vor allem Sammler waren. Und erst allmählich zu Jägern wurden.

Die Nüsse lassen sich bestens zwischendurch futtern. Eine schnelle Kost gegen den ärgsten Hunger. Tatsächlich war ich schon am Vormittag, bei der ersten Portion Nüsse, ziemlich satt. Hat lange angehalten.

Heute ist Mittwoch. Viel Betrieb im Job. Hauptmahlzeit daher erst am Abend. Eine bunte Wurzelgemüsepfanne.

Tag 15

Intervallfasten. Morgens um 6 Uhr beginne ich mit 2 Äpfeln und vormittags ernähre ich mich von einer Nussvariation und zu Mittag gibt es Polenta mit Humus (Hauptbestandteil Kichererbsen). Alle Lebensmittel an diesem Tag weisen übrigens wieder einen hohen Spermidingehalt auf.

Tag 16

Essen wie immer. Heute habe ich viel Obst und Gemüse auf den ganzen Tag verteilt zu mir genommen. Zwei Besonderheiten hat es heute gegeben. Ich habe nicht ein, sondern zwei Stück Kalbfleisch zu Mittag gegessen. Und ich habe mir etwas Süßes gegönnt – einen Müsliriegel.

Tag 17

Gemüse & Beeren. Ich liebe Erdbeeren. Und es ist ja immer noch Saison bei uns. Heute ernähre ich mich größtenteils von frischen Erdbeeren, gesamt waren es sogar 1,5 kg. Gemüse nur zweitrangig.

Tag 18

Fisch & Gemüse. Wunderbar. Nach dem gestrigen, fast ausschließlichen Obsttag freue ich mich heute umso mehr auf Gemüse. Und auf Fisch. Als Hauptmahlzeit gibt es Süßwassergarnelen mit Gemüse-Wok.

Den Rest vom Gemüse-Wok habe ich später noch kalt gegessen.

Tag 19

Fastentag. Die neue Woche fängt also mit Nulldiät an. Besser als umgekehrt, denke ich. Weil ich ahne (ohne nochmal kontrolliert zu haben), welche Karte die letzte sein wird.

Vormittag und Mittag alles locker. Am Nachmittag setzt mir das Fasten zu. Es ist wieder einmal sehr heiß. Auf dem Tiefpunkt trinke ich einen Matcha-Tee. Das weckt wieder meine Durchhaltegeister. Danach alles blendend.

Tag 20

Intervallfasten. Den Vortag nach dem Durchhänger zu Mittag letzten Endes so gut über die Bühne gebracht zu haben, motiviert mich heute Morgen zusätzlich. Ich habe das Gefühl, meinen Zellen zuhören zu können, wie sie Autophagie betreiben. Wie sie sich der Reparatur von Genen und Mitochondrien und Proteinen widmen. Sie fressen den Überschuss weg. Knabbern böse Zellen ab.

Also beschließe ich, ihnen noch etwas mehr Zeit für ihre wertvolle Tätigkeit zu gönnen. Ich verlängere die Fastenstunden des Vortages spontan bis kurz vor Mittag.

Was für ein Feeling!

Absolut herrlich aber auch die erste Mahlzeit. Ein sensorischer Hochgenuss. Intervallfasten besagt ja im Wesentlichen: 8 Stunden essen, 16 Stunden nicht essen. Meine Essens-Phase ist heute auf knapp über 5 Stunden verkürzt. Macht nichts.

Um 17.15 Uhr wird die Nahrungsaufnahme wieder eingestellt. Die Aussicht auf ein gutes Frühstück beflügelt mich. Mehr aber noch der Blick morgen Früh auf die Waage.

Gewichtsverlust während der zweiten 10 Tage: – 4,1 Kilogramm.
Gewichtsverlust in Summe nach 20 Tagen: – 8,7 Kilogramm.

DER DRITTE BLOCK

Es ist Mittwoch, 6.30 Uhr in der Früh. Ich bin topmotiviert. Aber auch extrem hungrig. Folgende 10 Karten liegen (wie üblich verdeckt und gut gemischt) für die dritte Phase bereit:

2 x Essen wie immer
2 x Intervallfasten
2 x Fastentag
1 x Fisch (Ersatz: Hülsenfrüchte) & Gemüse
1 x Wurzelgemüse, Pilze & Nüsse
(Ersatz nur für Allergiker: Reis, Süßkartoffel)
2 x Gemüse & Beeren

Tag 21

Gemüse & Beeren. Bin heute mit einem Wahnsinnshunger erwacht. Nur fünf Stunden Nahrungsaufnahme gestern haben doch ihre Spuren hinterlassen. Egal. Zum ersten Hungerstillen verdrücke ich eine Schale Himbeeren. Und hinterher noch eine Schale Heidelbeeren. Und noch drei Karotten. Jetzt bin ich endlich satt.

Mittags habe ich Zeit, um zu kochen. Obwohl heute Mittwoch ist. Der Terminplan mit meinen Kunden erlaubt das. Es gibt die bewährte Wok-Pfanne. Heute mit besonders vielen unterschiedlichen Gemüsesorten.

Fürs Erste bin ich gut versorgt. Am Abend packt mich nochmal der Hunger. Oder mehr der Appetit. Es gibt: Broccoli und Karfiol. In der gedünsteten Variante.

Tag 22

Intervallfasten. Ein anstrengender und langer Arbeitstag liegt vor mir. Ich frühstücke bereits um 6 Uhr. Dafür beende ich die Aufnahme fester Nahrung schon mittags um 13 Uhr.

Bemerkenswert ist heute: Ich habe dreimal gegessen (um 6, um 9 und um 13 Uhr). Jedes Mal relativ große Portionen.

Tag 23

Essen wie immer. Ich starte mit einem Fruchtsalat aus Äpfeln, Weintrauben und Mango, dazu Pinienkerne (alle besitzen einen hohen Spermidingehalt).

Zu Mittag Essen vom Feinsten: Tafelspitz mit viel Kren (das befriedigt meinen Fleischhunger, den ich – ich gebe es zu – nicht immer zu 100 Prozent beherrschen kann). Dazu Spinat.

Am Abend Rühreier mit Tomaten und Pilzen. Die Pilze brate ich leicht in der Pfanne an und würze mit Salz, Pfeffer und Kräutern.

Tag 24

Fisch & Gemüse. Gleich am frühen Morgen die erste Gurke. Dazu fünf Karotten mittlerer Größe. Rohkost pur.

Zu Mittag ein großes Stück Wildlachs aus Alaska. Dazu reichlich Fenchelgemüse und drei Tomaten.

Abendessen: Wieder Fisch. Diesmal Süßwasser. Dazu gedünstete Zucchini.

Fazit: So ein Tag ist ganz locker zu überstehen. Allein schon, weil das Protein des Fisches jedes aufkommende Hungergefühl rasch unterdrückt und nachhaltig sättigt.

Tag 25

Gemüse & Beeren. Ein halbes Kilogramm Erdbeeren zum Frühstück. Wahnsinn! So frisch, so herrlich! Ich esse Beeren vorzugsweise am Morgen. Da sind die Glykogenspeicher leer. Würde ich am Abend viele Kohlenhydrate zu mir nehmen, würde ich die Speicher unnötig füllen.

Mittags heute eine große Portion Heidelbeeren.

Den Rest des Tages begnüge ich mich mit Rohkost. In großen Mengen dafür. Paprika, Tomaten, Gurken, Karotten.

Tag 26

Heute ist wieder Montag. Wochenbeginn. Ich ziehe die Karte: Fasten. Perfekt. Witzigerweise freue ich mich richtig darüber. Das hat damit zu tun, dass ich es nicht nur in der Theorie weiß, sondern mittlerweile auch spüren kann.

Fastentage sind eine Wohltat zwischendurch für meinen Körper. Und für den Geist. Ich habe Energien ohne Ende. Ich kann Entscheidungen mit einer beruhigenden Leichtigkeit treffen. Ich bin fokussiert auf mein Tun. Die Autophagie tut mir gut.

Tag 27

Wurzelgemüse, Pilze & Nüsse. Gestern schon, am Fastentag, war ich einkaufen und habe vorgesorgt. Gerade zum richtigen Zeitpunkt. Mandeln, Cashewnüsse und Walnüsse sind wieder ausreichend vorrätig. Natürlich die ungesalzenen, ungerösteten. Idealerweise in Bioqualität. Pilze um diese Jahreszeit sind auch kein Problem. Hätte ich sie nicht, wäre der Tag trotzdem reichhaltig genug.

Über den ganzen Tag verteilt, esse ich immer wieder mal ein paar Nüsse. Zu Mittag gibt es rote Rüben, gekocht, in Scheiben geschnitten und mit etwas Salz & Pfeffer gewürzt.

Abendessen: Heute gönne ich mir Süßkartoffeln. Als Pommes frites. Selbst gemacht natürlich (das Rezept hierzu folgt später noch).

Tag 28

Intervallfasten. Zum Frühstück heute Morgen um 7.30 Uhr habe ich einen Apfel gegessen, später noch Broccoli und ein Stück reifen Käse (alle haben einen sehr hohen Spermidingehalt). Essen bis 15.30 Uhr. Drei Mahlzeiten über den Tag verteilt, alle nicht besonders groß.

Ich habe nicht mehr gebraucht. Bei den Intervalltagen habe ich immer darauf geachtet, dass ich Lebensmittel zu mir nahm, die einen hohen Spermidinwert aufweisen, weil diese (wie wir schon erfahren haben) den Alterungsprozess verlangsamen.

Fasten. Denke ich daran, wann ich gestern aufgehört habe zu essen, ist diese Karte im ersten Moment wie ein Schlag in die (ohnehin leere) Magengrube. Die Motivation ist trotzdem groß.

Ich greife zu einem Mittel, das mir schon das eine oder andere Mal sehr geholfen hat. Ich trinke auf der Stelle Matcha-Tee. Er verfehlt seine Wirkung nicht, der Antrieb, auch diesen Tag gut über die Runden zu bringen, steigt wieder. Ein arbeitsreicher Tag hilft außerdem, rasch und ohne weitere Einbrüche in den Abend zu gleiten.

Heute ist mir immer wieder sehr kalt. Obwohl Hochsommer ist. Das Kältegefühl, lese ich nach, erklärt sich so: Weil wir nicht verdauen, bleibt die damit verbundene Wärmeproduktion aus. Unser Energieumsatz ist reduziert. Die Schilddrüse arbeitet auch auf Sparflamme. Dadurch sinkt die Körpertemperatur um einige Zehntelgrade ab. Wir frösteln. An den Händen. An den Füßen. Ich plane kalt-warme Wechselduschen gleich für den Morgen des nächsten Fastentages. Das bringt den Kreislauf in Schwung.

Abends, vor dem Schlafengehen, lasse ich diesen Tag nochmal Revue passieren. Ich denke an das erste Mal Nahrungsentzug in Phase 1 und an die starken Kopf- und Rückenschmerzen. Davon kann inzwischen längst keine Rede mehr sein, wenn es einmal nichts zu essen gibt. Eine zusätzliche Bestätigung für mich, dass es zu Beginn mit dem Zuckerentzug zu tun gehabt haben muss. Ich fühle mich leicht, sehr leicht sogar, und falle ins Bett.

Ich weiß, was morgen kommt. Weil 1 x noch fehlt. Eine wunderbare Aussicht, die meine Motivation zur Enthaltsamkeit zusätzlich anfeuert. Oder sollte ich mich geirrt haben? Ich weigere mich jedenfalls, die schon abgearbeiteten Karten oder das Spielend-schlank-Tagebuch zu checken. Mal sehen, ob mich meine Erinnerung täuscht oder nicht.

Tag 30

Alles gut. Ich habe herrlich durchgeschlafen. Gleich in der Früh habe ich einen Termin beim Arzt. Blutabnahme auf nüchternen Magen. Ziel ist es, meine HGH-Werte (die Wachstumshormone) nach einem Fastentag genau zu bestimmen. Ich staune nicht schlecht, als ich das Ergebnis erfahre: Mein Normalwert liegt bei 0.78, nach einem Fastentag liegt er bei 6.36 – eine Steigerung um 815 Prozent. Faszinierend.

Die letzte Karte birgt dagegen keine Überraschung. Es ist: Essen wie immer. Heute passt mir das sehr gut ins Konzept. Wieder steht eine Wanderung auf dem Tagesprogramm. Ich habe sozusagen kurze Woche gemacht und heute, Freitag, frei.

Zum Frühstück etwas Warmes und zugleich Kräftiges: Porridge (mit Wasser angemacht), mit Granatapfel und etwas Honig. Das gibt ausreichend Energie für den Anstieg.

Am frühen Nachmittag, auf der Alm frische Milch und ein Käsebrot aus Senner-Produktion. Unter Sünde fällt das keineswegs. Frisch von der Alm mag ich es am liebsten.

Abends zufrieden ins Bett – und mit gespannter Vorfreude, was die Waage am nächsten Morgen sagen wird. Ich bin sehr guter Dinge.

Gewichtsverlust während der dritten 10 Tage: – 3,7 Kilogramm.
Gewichtsverlust in Summe nach 30 Tagen: – 12,4 Kilogramm.

DER VIERTE BLOCK

Phase 4 beginnt am Wochenende. An einem Samstag. 12,4 Kilogramm abgenommen, in 30 Tagen. Kaum zu fassen. Meine Frau beruhigt sich allmählich auch wieder, weil sie das Ergebnis sieht. Ich bin fast wieder der Alte. Stolz, Zufriedenheit und Motivation für die letzten zehn Tage wechseln fast im Minutentakt, als ich zur Ziehung schreite.

Folgende 10 Karten liegen (wie üblich verdeckt und gut gemischt) für die finale Phase bereit:

2 x Essen wie immer
2 x Intervallfasten
2 x Fastentag
1 x Fisch (Ersatz: Hülsenfrüchte) & Gemüse
1 x Suppentag
1 x Obsttag
1 x Grünes Gemüse

Tag 31

Essen wie immer. Schon wieder. Auch nicht schlecht. Zwei Tage am Stück sind schon der pure Luxus.

Zum Frühstück mache ich mir Pancakes. Dazu ein weichgekochtes Ei.

Mittags gibt es Rinderfilet vom Grill mit Kartoffeln und Salat.

Nachmittags gönne ich mir einen Proteinriegel.

Abends gibt es 3 Scheiben Urdinkelbrot mit Avocado und Tomaten.

Tag 32

Grünes Gemüse. Ich greife heute zu Selleriestangen. Pur. Meine Geschmacksknospen sind durch das wochenlange Programm in Höchstform und schmecken Noten heraus, die ich gar nicht mehr in Erinnerung gehabt habe. Überhaupt muss ich feststellen: Mein Geschmacksempfinden hat sich von Woche zu Woche gesteigert. Ein echter Wahnsinn!

Ich weiß jetzt auch: Das gewöhnliche Essen, das wir tagtäglich zu uns nehmen, egal ob zu Hause oder im Gasthaus, ist in der Regel viel zu sehr mit Geschmacksverstärkern angereichert. Und viel zu salzlastig. Als ob der Koch dauerverliebt wäre.

Das Mittagessen besteht aus grünen Bohnen mit Spinat.

Am Nachmittag (heute habe ich ausreichend Zeit zum Kochen, weil Sonntag ist) gibt es Kohlrabi.

Abends gedünsteter Broccoli. Dazu die Reste vom Mittags-Spinat.

Fazit: Der Tag ist kulinarisch viel abwechslungsreicher verlaufen als gedacht. Diese Variante hatte ich zuvor noch nicht, allein deshalb war sie reizvoll. Außerdem konnte ich mein Gewissen damit beruhigen – nach zwei Tagen essen wie immer.

Tag 33

Obsttag. 2 herrlich saftige Äpfel zum Frühstück.

Dann zum Einkaufen für den restlichen Tag. Ich habe mir einen feinen Obstkorb zusammengestellt. Sechs verschiedene Sorten insgesamt, aufgeteilt auf den ganzen Tag.

Am Nachmittag beschließe ich ein spontanes Zusatz-Intervallfasten, ohne dass es auf dem Programm stünde. Der Grund: Ich muss immer wieder aufstoßen. Anscheinend das hohe Maß an Fruchtsäure. Mit dem vielen Obst habe ich ohnedies viel Fruchtzucker zu mir genommen und sage mir: Das genügt für heute.

Tag 34

Suppentag. Zweimal (oder öfter) Suppe machen an ein und demselben Tag, nur um etwas Abwechslung zu haben, mag ich nicht. Also koche ich bereits in der Früh einen großen Topf Kürbissuppe. Das reicht für den ganzen Tag. Habe die

Suppen auch mit auf den Weg genommen, es war für mich nicht möglich, sie aufzuwärmen, daher habe ich sie kalt gegessen und das war auch sehr lecker. Ein Standardrezept, das ich aufbessere mit:

- Zwiebeln
- Knoblauch
- Kurkuma
- Ingwer

Am Ende gar kein so übler Tag.

Tag 35

Intervallfasten. Die erste feste Nahrung um 8 Uhr. Die letzte demnach um 16 Uhr.

Heute fühle ich mich im Kopf besonders frei und fit. Ich bin EXTREM motiviert und unglaublich stolz, was ich bisher erreicht habe. Das Ende der 40 Tage rückt mit Riesenschritten näher. Mein Wohlbefinden steigt und steigt. Ich könnte Bäume ausreißen.

Mein Blick zurück sagt mir: Diese 35 Tage waren extrem abwechslungsreich. Ich habe sehr oft große Portionen gegessen.

Die Leute glauben immer, sie müssen hungern. Dabei kann die Nahrung so reichhaltig und hochwertig und schmackhaft und zugleich relativ kalorienarm sein. Wir dürfen unseren Hunger ruhig stillen! Denn: Das Ganze hier ist ein Spiel, keine Diät.

Essen wie immer. Zurzeit fühle ich mich so wohl wie schon lange nicht mehr. Das hat gar nichts mit dem Blick auf die Waage zu tun. Allein mein Hautbild – porenfrei und straffer denn je.

Obwohl ich mittlerweile sagen muss: Tage wie heute reißen mich fast ein bisschen raus aus dem Programm. Du musst dich im Kopf wieder neu justieren, um weiterzumachen.

Alles in allem aber ein guter Zustand.

Ich denke zurück an die beiden letzten Male, wo ich diese Karte gezogen habe. Das war der letzte Tag in Phase 3 und der erste in Phase 4.

Ich entscheide mich, heute relativ hochwertig zu essen. Das bedeutet:

Zum Frühstück ein Urdinkelbrot mit Humus-Aufstrich. Dazu Tomaten.

Zu Mittag ein gemischter Salat mit Käferbohnen, Mais und Linsen (viel Protein also, aber auf ausschließlich pflanzlicher Basis. Die Kombination mehrerer pflanzlicher Proteinquellen erhöht bekanntlich die biologische Wertigkeit der Einzelkomponenten).

Am Abend gibt es noch Reiswaffeln mit Sura Käs. Eine Art Graukäse und Spezialität aus Vorarlberg, sehr proteinreich und zugleich fettarm.

Außerdem gönne ich mir wieder einmal das: ein Stück dunkle Schokolade. Yes!

Tag 37

Intervallfasten. Diese Tage sind mittlerweile ein Kinderspiel für mich. Auch heute habe ich, wie beim vorigen Mal, meine 8 Stunden Essenszeit auf 8 bis 16 Uhr gelegt.

Einfach macht es auch, dass ich jederzeit von gewöhnlich zwei auf drei Mahlzeiten erhöhen kann. Je nach Hungergefühl. Und trotzdem bleibe ich im Rahmen der Vorgaben.

Tag 38

Fisch & Gemüse. Auf diese Karte habe ich mich schon gefreut. Auf gewisse Weise sogar in doppelter Hinsicht. Weil sie mir die Chance zu einem finalen Paukenschlag einräumt.

In der Früh Rohkost, ein bunter Teller.

Mittags Süßwasserfisch, dazu Gemüse aus dem Wok.

Nachmittags-Snack: ein paar Karotten.

Abends Süßwasserfisch, dazu Gemüse, diesmal gedünstet.

Tag 39

Darum. Fasten. Es war mir natürlich schon gestern in der Früh bewusst, dass es so kommt. Darum auch die vergrößerten Portionen. Der Tag selbst verläuft ohne Probleme. Ich bin, im Gegenteil, fast übermotiviert. Ich kenne ja längst die Karte, die ich morgen früh ziehen werde – und ich sage mir: Ja, das ist ein echter Hammer zum Abschluss.

Denn es folgt…

Tag 40

Fasten, Teil 2. Laut Spielregeln hätte ich ja bereits am Morgen des 8. Tages – bei Fisch & Gemüse also – tauschen dürfen, weil hinterher nur noch die beiden Fastenkarten übrig waren. Und weil zweimal Fasten am Stück nicht sein muss.

Aber sehr wohl sein darf. Also habe ich mir, die Karte Fisch & Gemüse vor Augen, gesagt: Du schaffst auch das.

Außerdem weiß ich aus Erfahrung: Gerade in den letzten Tagen bewegt sich der Zeiger auf der Waage kaum noch nach unten. Nicht im Verhältnis zum Beginn. Genau darum möchte ich auf diese Art ein letztes Zeichen setzen. Und obendrein so richtig schön in die Autophagie hineingleiten und meinen Zellen in ihrem Drang, sich zu erholen, einen Dienst erweisen. Und möglichst lange in diesem Zustand der Selbstreparatur verweilen. Hochzufrieden mit dem Weg und dem Erreichten bis hierher.

Schon am Morgen versuche ich, meine Laune auf hohem Niveau zu halten. Eine Tasse schwarzer Kaffee eignet sich dazu.

Tagsüber trinke ich regelmäßig und viel. Wasser und verschiedenen Tee vor allem, später noch einen Matcha-Tee.

Ja, heute greift die Autophagie so richtig. Ich kann es spüren. Immer wieder gehe ich zum Spiegel und mustere meine Haut. Sie ist praktisch porenfrei. Ich sehe um Jahre jünger aus. Auch meine Frau sagt das. Ein großartiges Empfinden, das sich breitmacht. Der Stolz kennt kaum noch Grenzen. Ich ertappe mich bei diesem Gedanken: Am liebsten würde ich noch einen Tag dranhängen. Bleibt am Abend des 40. Tages nur noch die Frage der Fragen: Habe ich die 15 Kilogramm geschafft oder nicht?

Hier meine Bilanz:

Gewichtsverlust während der ersten 10 Tage: - 4,6 Kilogramm
Gewichtsverlust während der zweiten 10 Tage: - 4,1 Kilogramm
Gewichtsverlust während der dritten 10 Tage: - 3,7 Kilogramm
Gewichtsverlust während der vierten 10 Tage: - 2,7 Kilogramm
Gewichtsverlust nach 40 Tagen »Spielend schlank«: - 15,1 Kilogramm

Die schlanke Analyse: Ernährung vor Sport

Bestimmt haben Sie sich schon diese Frage gestellt: Wenn man in 40 Tagen mehr als 15 Kilo abnimmt – wie viel von dem Erfolg geht auf die Ernährung zurück und wie viel auf Sport? Sie könnten denken: Der Typ war Fitnessweltmeister und Mr. Universum Fitness, keine Kunst. Der hat das zum Großteil wegtrainiert. Oder gleich alles.

Habe ich nicht. Natürlich habe ich mich bewegt. Weil ich es gewohnt bin. Weil es Teil meines Jobs und Alltags ist. Und weil ich es liebe. Sport ist und war seit jeher fixer Bestandteil meines Lebens. Als Kind war ich als Skirennläufer im Vorarlberger Kader. Mit 15 Jahren kam ich zum Boxen. Kraft- und Ausdauertraining im Fitnesscenter zeigten mir, dass ich Talent hatte. Von dort war es zu den ersten Wettkämpfen nicht mehr weit. Körperliche Anstrengung und Disziplin sind mir also seit langem vertraut.

Aber: 70 bis 80 Prozent des Erfolges macht trotz allem die Ernährung aus. Langzeitstudien aus den USA mit Adipositas-Patienten, zum Beispiel, haben das belegt. Hier nur eine davon:

Zwei gleich große Testgruppen von fettleibigen Erwachsenen. Die einen sollten wie bisher ihr Quantum (vor allem Fast-Food) zu sich nehmen und weiterhin praktisch null Bewegung machen. Die anderen sollten ebenfalls essen wie immer und täglich ein Fitnessprogramm absolvieren. Natürlich auf anfangs sehr bescheidenem Niveau, weil Sport den Probanden fremd war.

Ernüchternd das Ergebnis: Alle Menschen, die 12 Monate lang (!) täglich Bewegung gemacht hatten, hatten übers Jahr gesehen im Vergleich zur zweiten Gruppe im Schnitt keine zwei Kilogramm an Gewicht verloren.

Das bedeutet natürlich nicht, dass wir deshalb auf Sport verzichten sollten, weil es ohnehin kaum Auswirkung hat. Stimmt nicht. Doch es zeigt, wie enorm wichtig im Verhältnis, auch beim Gewicht, die richtige oder falsche Ernährung ist.

Auch die Ergebnisse meiner Testpersonen – Bekannte, Freunde, Kunden –, die das Programm am eigenen Leib ausprobiert haben, weisen in diese Richtung. Bei allen war der Erfolg nicht nur spürbar, sondern überwältigend. Nicht alle haben 15 Kilo geschafft, aber sie kamen in ähnliche Sphären. Selbst ein Paar, das die meiste Zeit im Büro saß und bestenfalls drei, vier Mal die Woche einen längeren Spaziergang schaffte. Das Resultat:

Sie: minus 6,5 Kilogramm.
Er: minus 7,3 Kilogramm.

In ebenfalls 40 Tagen.

Übrigens: Auch meine Frau hat das Programm zur selben Zeit wie ich absolviert. Nicht aus Gewichtsgründen, sondern weil sie den Heilungseffekt der Zellreparatur testen wollte. Das Ergebnis war fantastisch. Dazu müssen Sie wissen, dass meine Frau seit langem Rheuma hat. Die Beschwerden waren so weit fortgeschritten, dass sie Cortison verschrieben bekam. Nach den 40 Tagen waren nicht nur die Schmerzen weg. Cortison braucht sie seither auch keines mehr.

Hungrige Hintergründe

Komm, süße Ketose

Am Ende meiner 40 Tage dauernden Erschlankung waren es zwei Tage Fasten am Stück. Dabei kommt mir dieses Wort in den Sinn, das Ihnen vielleicht auch schon untergekommen ist: Ketose. Bedeutet: Während wir wie gewöhnlich Energie verbrennen, indem wir Kohlenhydrate in Glucose, also Zucker, umwandeln, stellt unser Körper bei einem Mangel an Kohlenhydraten um – auf den sogenannten Fettstoffwechsel.

Das passiert, wenn wir maximal 20 Gramm Kohlenhydrate pro Tag zu uns nehmen – mein eigener Erfahrungswert. Und zwar über Tage hinweg. Der Körper geht in den Zustand der Ketose über. Das heißt, er zieht Fettsäuren heran, die ihrerseits Ketonkörper produzieren, und gewinnt die nötige Energie nicht über die Glucose, sondern über die Ketonkörper. Der Insulinspiegel sinkt gegen null, der Körper imitiert den Hungerstoffwechsel und wird ketogen.

Effekt: Das lästige Hüftgold schmilzt relativ rasch.

Auf Dauer ist das allerdings nicht gesund. Gerade vor der umstrittenen ketogenen Diät, von der in letzter Zeit oft zu hören ist, weil auch Hollywood-Stars und manche Sportler darauf schwören, warnen viele Gesundheitsexperten eindringlich.

Diese Art von »Diät« ist gewissermaßen ein moderner Ableger der Low-Carb-Diät, deren Erfinder, Dr. Robert Atkins, seinen Jüngern empfahl, auf Kohlenhydrate wie Brot, Reis, Kartoffeln und Co. weitgehend zu verzichten, dafür aber viel Fett und eiweißhaltige Nahrung zu konsumieren. Speck mit

Ei zum Frühstück zum Beispiel. Bewegung, so Atkins, brauche es keine. Man würde trotzdem abnehmen.

Die Bücher des Diät-Gurus verkauften sich millionenfach, er selbst starb mit 72. Offiziell an einem Schädel-Hirn-Trauma nach einem Sturz auf vereister Straße. Das *Wall Street Journal* brachte den Obduktionsbefund ans Licht. Demzufolge wog Atkins vor seinem Ableben knapp 120 Kilo bei einem Meter zweiundachtzig Größe, war also so richtig dick. Im Autopsie-Bericht zur Todesursache war die Rede von Herzinsuffizienz, Myokardinfarkt, Bluthochdruck.

Prinzipiell gilt: Jede Form von Einseitigkeit bei der Ernährung ist auf Dauer ungesund. Das sagt schon der Hausverstand. Trotzdem boomen genau solche »Diäten« nach wie vor. Die positiven Effekte sind aber immer nur kurzfristig.

Mein Effekt dagegen, nach 40 Tagen Essen nach dem Zufallsprinzip, ist nachhaltig: minus 15,1 Kilogramm. Mit der Gewissheit, nicht wieder irgendeine neue Diät ausprobiert zu haben, wo das Pendel mit ziemlicher Sicherheit rasch in die Gegenrichtung ausschlägt, sobald der alte Schlendrian wieder einreißt, sondern im Wissen, dem Körper Gutes getan zu haben.

So betrachtet, standen diese 40 Tage zu keinem Zeitpunkt im Verdacht, eine verkappte Diät zu sein. Sie waren vielmehr Zeichen einer prinzipiellen Haltung gegenüber Körper und Geist. Man könnte sagen: eine körperliche Geisteshaltung. So oder so eine Art von Ernährung, die sich problemlos bis ins hohe Alter umsetzen lässt. Zu jeder Zeit – und niemals mit dem Gefühl, auf heiß Geliebtes gänzlich verzichten zu müssen.

Essenswertes
Was Sie wissen sollten

Zum Abschluss einige Informationen, die den Ablauf meiner 40 Tage betreffen. Von der biologischen Wertigkeit von Nahrungsmitteln bis zum Zeitmanagement in der Küche.

Biologische Wertigkeit & Eiweiß

Am Tag 36 habe ich den Begriff Biologische Wertigkeit ins Spiel gebracht. Vielleicht ist er Ihnen ohnedies vertraut. Ein paar grundsätzliche Anmerkungen möchte ich machen. Lange Zeit wurde tierisches Eiweiß als Wundermittel propagiert, wenn es um Muskelaufbau und dergleichen gegangen ist. Noch dazu, wo pflanzliche Proteinzellen eine niedrigere biologische Wertigkeit haben als tierische.

Biologische Wertigkeit heißt nichts anderes als: Wie viel Prozent des Eiweißes, das ich über die Nahrung aufnehme, kann mein Körper aufnehmen und in körpereigenes umwandeln.

Da kein Protein – egal ob tierisch oder pflanzlich – zu 100 Prozent in Körperprotein transformiert werden kann, bedient man sich eines einfachen Tricks. Man nimmt ein Bezugsprotein als Referenzwert.

Diesen Bezug liefert das Vollei. Ein Vollei hat die biologische Wertigkeit 100. Dieser Wert 100 ist aber bezugslos, weil die biologische Wertigkeit nur ein Maß für die Effizienz der Umwandlung von Nahrungs- in Körperprotein darstellt. Sie sagt nichts darüber aus, wie viel Protein ein Nahrungsmittel tatsächlich enthält. Darum lassen sich (bei geschickter Kombination) auch Werte jenseits von 100 erzielen.

Hier eine Handvoll Beispiele, kombiniert und pur.

Nahrungsmittel	Biologische Wertigkeit
Vollei + Kartoffeln	136
Vollei + Soja	124
Vollei + Milch	119
Rindfleisch + Süsskartoffel	114
Soja + Reis	111
Süsskartoffel + Soja	103
Bohnen + Mais	101
Vollei (Referenzwert)	100
Bohnen + Erbsen	100
Weizenkeime	99
Soja	96
Rindfleisch	80
Kartoffel	76
Bohnen	72
Geflügel	80
Erbsen	56
Erdnüsse	43

Heute wissen wir längst, dass zu viel aus tierischen Quellen schädlich ist. Besser ist es, einen Großteil unseres Eiweißbedarfs aus pflanzlichen Quellen zu stillen.

Generell sind Proteine schwerer verdaulich als andere Nahrung. Das bedeutet wiederum: Esse ich proteinreich, stellt sich das Hungerfühl nicht wieder so rasch ein. Dazu ein Tipp: Wenn Sie schon tierische Eiweißquellen anzapfen, dann essen Sie diese Lebensmittel in Verbindung mit Bitterstoffen (etwa im Chicorée-Salat). Die Bitterstoffe bewirken, dass Fleisch oder Fisch besser verdaut werden können.

Mit einem Chili con Carne beispielsweise an einem Essen-wie-immer-Tag haben Sie eine Köstlichkeit auf dem Teller, die zugleich der biologischen Wertigkeit dient. Optimal wäre ein Chili ohne Fleisch. Ein Chili sin Carne. Halt nur das halbe Vergnügen. Aber schmeckt man da wirklich groß den Unterschied?

Proteine: Wie viel brauchen wir wovon?

Die Auswahl an rein pflanzlichen Proteinquellen ist groß:

Hülsenfrüchte (z.B. Sojabohnen und deren Erzeugnisse, dazu zählt auch der Tofu), Bohnen allgemein, Erbsen, Linsen, Walnüsse (die Walnuss gilt als die Königin der Nüsse), aber auch andere Nüsse (Erdnüsse, Cashew, Haselnüsse, Mandeln, Sonnenblumenkerne etc.), Hafer, Hirse, Sprossen und andere mehr – sie alle zählen zu den proteinhaltigen Pflanzen.

Auf ein langes Leben gerechnet, schwankt unser Proteinbedarf ziemlich.

- Als Kinder und Jugendliche brauchen wir viel, weil wir im Wachstum stecken.
- Als Erwachsene weniger – doch genau während dieser Jahrzehnte nehmen wir meist viel zu viel zu uns.
- Ab 50 oder spätestens 60 jedoch steigt der Bedarf wieder. Weil der Muskelschwund einsetzt und Proteine helfen, diesem Prozess entgegenzuwirken. In der Schweiz, zum Beispiel, weiß ich von Altersheimen, wo das Essen in 3-D-Druckern hergestellt wird und man es den Eiweiß-Komponenten beimengt.

Prinzipiell gilt: lieber pflanzliches Eiweiß als tierisches. Ohne deswegen gleich zum Feldzug gegen jeglichen Fleischverzehr zu blasen. Als oberste Priorität beim Verzehr von Fleisch würde ich die Herkunft ansehen. Am besten immer in Bioqualität und keinesfalls aus Massentierhaltung.

Essen wie immer

Ziel dieses Programmes ist eine nachhaltige Änderung der Ernährungsgewohnheiten, allerdings ohne, dass Sie von dem bedrückenden Gefühl begleitet werden, Sie müssten von einem Tag auf den anderen auf alles verzichten, was Ihnen ein Leben lang lieb und teuer war. Das Leben soll weiterhin schmecken und lebenswert erscheinen, mit dem Bonus einer spürbar besseren physischen Verfassung.

Das Folgeziel könnte also lauten: Nach den 40 Tagen behalte ich Teile dessen, was ich mir strikt verordnet habe, als lockere Selbstverständlichkeit bei. Zum Beispiel einen wöchentlichen Fastentag. Einfach, weil es ein so wunderbares Gefühl ist, die Energien ausschließlich für das Tagwerk aufwenden zu können und nicht in der Verdauung irgendwelcher Speisemonster zu versenken. Dazu vielleicht noch einen Tag Intervallfasten. Und womöglich einen Gemüsetag. Und generell weniger Zucker. Damit ist enorm viel gewonnen. Dauerhaft.

Gerade an Tagen mit dieser Karte – Essen wie immer – empfehle ich: Schlagen Sie zwar nicht völlig über die Stränge, aber gönnen Sie sich ruhig einmal Ihr absolutes Lieblingsessen. Ein Wiener Schnitzel ist keine Todsünde, wie in manchen Ratgebern zu lesen ist.

Ein bis zweimal pro Woche ein Stück Fleisch? Warum nicht? Wir Österreicher und auch die Deutschen sind nach wie vor eine Nation der Fleischesser. Der Anteil der Vegetarier und Veganer ist trotz Hype immer noch im einstelligen Prozentbereich, und so sollten wir in Sachen Ernährung nicht päpstlicher als der Papst sein. Das bedeutet: weg von gnadenlosen, radikalen Ess-Systemen. Entscheidend ist neben der Menge vor allem die Qualität.

Auch ein Kaiserschmarrn als Belohnung für all die Konsequenz ist kein Grund für Alpträume, in denen Sie von der Zuckerpolizei verhaftet werden. Weil es letztlich um das Verhältnis geht. Und um ein allmähliches Umdenken. Mit dem sichtbaren Erfolg am eigenen Körper kommt das geschärfte Bewusstsein wie von selbst. Trotzdem muss auch die süße Sünde vernascht werden dürfen, ohne dass sich vor dem geistigen Auge der mahnende Zeigefinger erhebt.

Beispiel Schokolade:

Als ich das erste Mal während der 40 Tage wieder ein Stück Schokolade in den Mund bekam, war das ein atemberaubendes Gefühl. Eine Geschmacksexplosion. Ich habe mich für dunkle Schokolade entschieden, auch bekannt als Herrenschokolade, Zartbitterschokolade oder einfach nur Bitterschokolade.

Diese Wahl traf ich aus mehreren Gründen. Einerseits ist sie gar nicht so bitter, wie sie uns in einem von Zucker überfrachteten Alltag sonst erscheinen mag. Sie ist im Gegenteil eine süße Köstlichkeit, deren Aroma sich erst so richtig entfaltet, wenn unsere Geschmacksnerven wieder von den Unmengen Salz, Zucker, Konservierungsstoffen und Co. entwöhnt sind. Andererseits kann dunkle Schokolade mit einem hohen Kakaoanteil (er sollte mindestens 55 Prozent betragen) auch einiges, nämlich:

- Sie hat günstige Effekte auf Herz, Kreislauf, Blutfette und Blutdruck.
- Ihr Gehalt an Polyphenolen scheint (darüber herrscht in der Wissenschaft noch nicht restlos Einigkeit) tatsächlich die einzige Süßigkeit zu sein, die die Gesundheit unterstützt. 50 Gramm enthalten ähnlich viel wie eine Tasse grüner Tee, der lange gezogen hat. Ganz anders verhält es sich bei Milchschokolade – da geht der Polyphenol-Effekt bereits ab 50 Gramm in der Woche verloren. Das klingt im ersten Moment widersinnig, dürfte jedoch Studien zufolge mit den anderen Inhaltsstoffen von Milchschokolade zu tun haben, die den günstigen Effekt wieder aufheben.

- Eine neue Studie zu Bitterschokolade empfiehlt sogar bis zu 100 Gramm täglich. Soweit würde ich nicht gehen. Weniger tut es auch, und aus meiner Erfahrung weiß ich: Schon nach drei, vier Ecken hat man ohnehin genug, das Verlangen nach etwas Süßem ist befriedigt.

Fastentage & Trinken

Hier gibt es nur eine wichtige Regel: Trinken Sie wirklich nur Wasser, Tee oder Kaffee. Vielleicht haben Sie es ja schon selbst ausprobiert oder aus anderen Gründen im Gedächtnis, dass beim Fasten auch Säfte getrunken werden dürfen.

Aber: Das bezieht sich allein auf das Heilfasten, wo also über Tage oder sogar Wochen hinweg keine feste Nahrung aufgenommen wird, sehr wohl jedoch Säfte und Co., um den Grundumsatz des Körpers zu gewährleisten.

Bei einzelnen Fastentagen würde das den gewünschten Effekt unterlaufen.

- Tee aller Arten – vorzugsweise vom grünen Tee bis zum Matcha-Tee
- Kaffee (schwarz)
- Wasser

Darüberhinaus sollten Sie nichts zu sich nehmen. Das gilt auch für die Milch im Kaffee. Selbst wenn es sich nur um den berühmten Schuss handelt.

Generell kann ich vor übermäßigem Milchkonsum nur abraten. Mit einem gewissen Vorbehalt. Milch von der heimischen Alm ist definitiv etwas völlig anderes als jene, die aus der industriellen Verarbeitung stammt. Außerdem ist das Kraftfutter, das über die Milch in unseren Körper gelangt, nicht das Beste.

Milch oder Butter sowie Käse und Co. direkt von der Alm spielen in einer anderen Liga. Sie strotzen nur so vor gesunden Omega-3-Fettsäuren. Jedes einzelne Kraut dort oben in den Bergen hält Einzug in die Milch und zeigt auch bei uns Menschen seine Wirkung.

Fisch

Ich habe vorrangig Süßwasserfisch gegessen. Oder Wildlachs. Den echten Wildlachs und nicht den, wo bloß der Anschein erweckt wird. Bei größeren Mengen von konsumiertem Fisch werden nämlich die eingelagerten Schwermetalle unweigerlich zum Thema.

Blei, Cadmium und Quecksilber, zum Beispiel, nehmen wir zu mehr als die Hälfte durch tierische Lebensmittel auf. Vor allem unser körperinternes Quecksilber stammt zu einem überwiegenden Teil aus verzehrten Meeresfischen und Meeresfrüchten. Besonders belastet sind Aal, Schwertfisch, Heilbutt, Hai, Seeteufel, Steinbeißer, Buttermakrele und Thunfisch. Etwas besser sieht es bei Hering, Scholle und Seelachs aus.

Mein Tipp: Meiden Sie vor allem Zuchtlachs oder jede andere Art von Zuchtfisch, die zählen zu den weltweit ungesündesten Lebensmitteln überhaupt. Und selbst wenn die gesetzlichen Grenzwerte im Einzelfall nicht überschritten werden – bei häufigem Fischverzehr läppert es sich. Darum die Süßwasservariante oder der Wildlachs. Das ist tendenziell gesünder.

Wer gar keinen Fisch mag oder eine Unverträglichkeit hat, kann auch Tofu wählen. Tofu ist vielleicht nicht jedermanns Sache, aber keine schlechte Alternative. Noch besser als Fischersatz finde ich Hülsenfrüchte.

Mit ihnen – allen voran Erbsen, Bohnen, Mais – lassen sich köstliche Gerichte zaubern. Außerdem sind sie als pflanzliche Proteinquellen tendenziell gesünder als tierische. An Tagen, wo ich statt Fisch Hülsenfrüchte aß, habe ich darauf geachtet, immer mindestens zwei dieser Proteinquellen zu kombinieren (siehe: biologische Wertigkeit).

Gemüse

Ballaststoffe. Vitamine. Mineralstoffe. Spurenelemente. Klar, weiß man doch. Das alles steckt im Gemüse (und im Obst natürlich auch). Aber wie damit durch den Tag kommen? Wie so zeitsparend wie möglich ein feines Mahl zubereiten? Immerhin haben wir alle unsere Jobs, unsere Termine, unsere Familien und können nicht stundenlang am Herd stehen.

Meine Wok-Pfanne, schnell & köstlich:

Öl hat natürlich einige Kalorien. Ein paar Tropfen müssen dennoch drinnen sein, aber maximal bitte nur einen Teelöffel. Darin schwenke ich das Gemüse nicht allzu lange, so bleibt es schön knackig. Ein paar Umdrehungen im Wok, und fertig. Meist nehme ich einen Schuss Sojasauce und Fischsauce oder Austernsauce dazu. Das gibt Würze. Und je nach Geschmack frische Kräuter nach Lust und Laune.

Erinnern Sie sich an Tag 6 im ersten Block, meinen ersten Gemüsetag? Ich hatte vermerkt:

Als ich mich ins Bett lege, verspüre ich einen leichten Schmerz im Gesicht (genau genommen an den Wangen), den ich mir nicht erklären kann.

Bald darauf kam ich der Sache jedoch auf die Spur. Es hatte mit dem Kauen zu tun.

Wie oft sollen wir nun wirklich kauen, ehe es heißt: ab durch die Speiseröhre?

Als Richtwert kann man immer wieder lesen: 30 Mal sollte jeder Bissen gekaut werden, ehe er als Brei in den Magen wandert. Anderswo steht wieder die Zahl 38. Egal. Irgendwo in dieser Größenordnung sollte es sich bewegen. Weil das gründliche Kauen den Speichelfluss anregt. Weil es bereits der erste Akt des Verdauens ist. Noch im Mund. Die Nahrung wird besser durchmischt, wir schlucken weniger Luft, was wiederum unerwünschte Völlegefühle reduziert. Außerdem haben Untersuchungen ergeben, dass die Werte für Blutzucker und Insulin bei Menschen, die gründlich kauen, um einiges niedriger sind als bei denen, die hastig schlingen. Und noch ein Extrabonus (ein gutes Essen vorausgesetzt):

Allein durch gutes Kauen schmeckt alles viel intensiver.

Das Hungergefühl ist nichts, was uns überfällt wie eine schlechte Nachricht. Hunger kommt schleichend. Ebenso schleichend lässt er sich auch vertreiben. Soll heißen, durch gemächliches Essen. Durch gutes Kauen. So stellt sich letztlich auch die Sättigung schleichend ein – mit anhaltender Wirkung.

An meinem ersten Gemüsetag hatte ich offenbar erstmals seit längerer Zeit wieder sehr gründlich gekaut. Die Erklärung für meine schmerzenden Wangen lautet also: Ich hatte einen Muskelkater. Vom vielen Kauen.

Grünes Gemüse

Das sieht nur auf den ersten Blick karg aus. Tatsächlich sind auch an solchen Tagen die Möglichkeiten zur Variation groß. Was ich immer dabei hatte: Knoblauch und Zwiebel. Die zählen, streng genommen, zwar nicht zum grünen Gemüse, doch sie geben Würze und Geschmack. Praktisch kalorienfrei.

Hier eine kleine Auswahl zur Anregung, was mit grünem Gemüse gemeint sein kann:

- Erbsen / grüne Bohnen
- Artischocken
- Stangensellerie
- Spargel
- Kopfsalat
- Spinat
- Mangold
- Gurken
- Oliven
- Wirsing
- Grünkohl (er strotzt nur so vor Vitaminen)

- Paprika
- Zucchini
- Broccoli
- Avocado (obwohl sie rein botanisch zum Obst zu zählen ist, weil sie der Familie der Lorbeergewächse angehört. Ihre Beeren sind also Früchte).

Sollten Sie sich für einen Salat entschließen, hier mein Tipp für eine ebenso köstliche wie einfache Marinade:

- Eine halbe Zitrone (oder Essig)
- Ein Teelöffel Öl – vorzugsweise Olivenöl (kann auch durch Leinöl ersetzt werden)
- Salz
- Alles cremig rühren, bis sich das Salz auflöst.
- Frische Kräuter dazu (nach Lust und Laune und Geschmack). Fertig.
- Variante: mit einer viertel reifen, zerdrückten Avocado anstelle von Öl (ähnlich einer Guacamole-Basis, bloß ohne Sauerrahm). Avocados haben zwar einige Kalorien, doch als Abwechslung sind sie herzlich willkommen und eine vertretbare Sünde.

(Wurzel-)Gemüse

Wurzelgemüse ist eine oft unterschätzte Köstlichkeit. Hier eine kleine Liste, was da alles dazu zählt – die Möglichkeiten der Zubereitung sind fast grenzenlos.

- Pastinaken
- Topinambur
- Petersilienwurzel / Wurzelpetersilie
- Gelbe Rüben / Karotten
- Steckrüben
- Rote Rüben (Rote Beete)
- Radieschen
- Rettich / Meerrettich (Kren)
- Zwiebel
- Knoblauch
- Fenchel
- Knollensellerie
- Kohlrabi
- Kartoffeln
- Süßkartoffeln

Zu den Süßkartoffeln noch ein paar Worte:

Nicht jeder liebt sie, grundsätzlich sind sie eine feine Sache. Denkbar ist durchaus, dass Sie an so einem Tag einen ausschließlichen Süßkartoffel-Tag einlegen. Oder die Gelegenheit ergreifen, sich Pommes frites zu gönnen. Mal etwas anders, aber sehr, sehr gut. Ich habe sie so gemacht:

- Süßkartoffel schälen und achteln (bei mittelgroßen, andernfalls kleinere oder größere Einheiten).
- Einen EL Olivenöl in eine große Schüssel geben, 2 TL Paprika (edelsüß) dazu, weißer Pfeffer, Salz

- Alles in der Schüssel zu einem Brei verrühren
- Die Spalten in die Schüssel geben und gut darin wenden
- Ab ins vorgeheizte Rohr – bei 180 Grad (Ober-/Unterhitze). Ca. 40 Minuten (nach 30 Minuten wenden). Fertig.

Menge & Geschmack

Was bedeutet diese Art von Zufalls-Ernährung? Muss ich jeden Tag die Küchenwaage zur Hand nehmen und alles aufs Gramm genau abwiegen? Muss ich mir Maximaleinheiten verpassen, auch wenn mein Magen nach mehr schreit?

Beim kalorienarmen Gemüse liegt es ohnehin auf der Hand: Die Menge ist kein Kriterium. Nach oben gibt es kaum Grenzen. An manchen Tagen hatte ich einen Bärenhunger und habe so richtig große Portionen verschlungen (bei zugleich erhöhtem Kalorienverbrauch, weil mehr Bewegung). Und dabei drei Argumente im Hinterkopf:

1. Kein Zucker
2. Viele Ballaststoffe (also gut für die Verdauung)
3. Vitamine, Spurenelemente, Mineralstoffe

Viel Gemüse ist wirklich kein Problem. Wobei ich es seit jeher so halte: Ich esse aus Prinzip nicht über den Hunger hinaus. Ich stille ihn bloß. Nicht mehr.

Vor allem morgens hatte ich zumeist wenig Lust, etwas zu kochen. Auch nicht bei geringem Aufwand. Also wurde es oft die Rohkost. Karotten. Wurzelgemüse. Da herrschte nicht nur eine bunte Auswahl – das wurde auch, schon nach ein paar Tagen, zur echten Geschmacksexplosion. Der Verzicht auf industriell verarbeitete Nahrung zeigt schon nach kurzem, wie sehr unsere Gaumen mit viel zu viel Salz und Geschmacksverstärkern überfrachtet werden, wie viel von dem Zeug überall drinsteckt. Dadurch habe auch ich wieder neu entdeckt, wie hervorragend Lebensmittel aus sich heraus schmecken, wenn man es ihnen nur erlaubt.

Bei den Beeren habe ich rasch erkannt: Auch da spielt die Menge nur eine untergeordnete Rolle. Ich habe sie oft so zwischendurch zu mir genommen. Die Beeren bringen die Süße, nach der es uns oft verlangt.

Nicht ein einziges Mal in den 40 Tagen habe ich Beeren oder Gemüse abgewogen.

Bei den Nüssen sieht es etwas anders aus. Die habe ich natürlich nicht kiloweise in mich gestopft, weil sie bekanntlich ziemlich viele Kalorien haben. Aber: Nüsse sättigen ohnedies relativ rasch, eine kleine Handvoll genügt meist schon. Bei Erdnüssen beispielsweise erzeugt alleine das Schälen und Herauspulen einen leicht hungerdämpfenden Effekt.

Grundregel: Ob Wal-, Hasel- oder Erdnüsse, Cashewkerne oder Mandeln. Sie sollten auf jeden Fall unbehandelt sein. Nicht gesalzen. Nicht geröstet.

Obsttage

Erlaubt ist fast alles. Bloß, meiden Sie eines so weit wie möglich: Bananen. Zumindest an den reinen Obsttagen. Es gilt übrigens immer noch der Klassiker unter den Sprüchen: An apple a day keeps the doctor away.

Der tägliche Apfel ist so oder so ein Hit. An meinen Obsttagen habe ich variiert. Zum Beispiel mit Birnen, Erdbeeren, Marillen, Trauben. Was auch immer die Saison gerade abwirft. Idealerweise natürlich sollten es Früchte aus heimischer, biologischer Produktion sein.

Smoothies

Sie sind ja seit einiger Zeit total in und so etwas wie der Popstar unter den Tipps in Sachen Gesundheit und Abnehmen: Smoothies. Wir haben für unser Programm festgelegt:

Smoothies sind Tabu.

Die schlimmsten Smoothies sind jene, wo am Ende ein riesengroßer Schub Fruchtzucker im Glas landet. Und sonst nichts. Das passiert, wenn wir das Obst durch die Saftpresse jagen. Dabei gehen all die guten Ballaststoffe verloren. Was übrig bleibt, ist eine Kalorienbombe. Zum Vergleich: Ein Glas frisch gepresster Orangensaft hat ähnlich viel oder sogar mehr Kalorien als ein Glas Coca Cola. Und Cola ist bekanntlich eine der Zuckerbomben schlechthin. Entscheidend ist unter anderem, wie ich mein Obst presse.

Reine Saftpressen erzeugen mehr oder weniger ein reines Zuckerwasser. Bei herkömmlichen Pressen/Mixern liegt das Ergebnis irgendwo mittendrin. Es kommt immer auch etwas Fruchtfleisch dazu. Viele mögen das leicht Faserige im Glas nicht, dabei wären da schon einige Ballaststoffe dabei, die wir letzten Endes für eine bessere Verdauung benötigen. Weil dann der Insulinanstieg im Körper nicht so stark ist.

Suppen

Krautsuppe habe ich kein einziges Mal gekocht, obwohl sie als Schlankmacher-Suppe empfohlen wird. Ein österreichischer Ex-Kanzler soll auf diese Weise 20 Kilo verloren haben. Und auf andere Weise wieder zugenommen.

Meine Erfahrung mit Krautsuppe lautet jedenfalls: Nach dem Kochen riecht das ganze Haus nach Kohl. Die Möglichkeiten für Suppen, die köstlich schmecken und zugleich beim Abnehmen helfen, sind auch so grenzenlos.

Natürlich, es gibt tausend und ein Suppenrezept. Wichtig ist vor allem: Gebunden dürfen sie nicht sein. Und auch keine Cremesuppen. So köstlich sie auch sein mögen – am Suppentag sind Mehl und Schlagobers tabu.

Püriert oder nicht? Ich habe es so gemacht:

Variante 1: das Gemüse-Solo: Dabei verwende ich nur eine Sorte Gemüse. Zum Beispiel Kürbis. Oder Broccoli. Oder Sellerie. Gemüse schneiden und rein in den Topf mit einem Bio-Suppenfond. Einen fertigen Fond zu verwenden, ist keine Sünde. Noch besser wäre, wenn Sie eine klare, selbst gemachte Gemüsesuppe hernehmen, die Sie als Vorrat angelegt (und womöglich in Portionen eingefroren) haben.

Das Gemüse leicht köcheln lassen. Dann pürieren. Als Basis habe ich immer dabei: eine Zwiebel, 3-5 Knoblauchzehen. Im Sommer, an besonders heißen Tagen, bietet sich auch ein kalter Gazpacho an.

Oder für Feinspitze und Liebhaber der asiatischen Küche eine Miso-Suppe. Die gibt es in zig Variationen, auch vegan.

Variante 2: der Gemüse-Mix: Ich gebe mehrere Gemüsesorten zugleich in den Topf, schneide die Stücke aber kleiner als bei Variante 1. Weil nachher nicht püriert wird. Der Grund: Manche Gemüsekombinationen schmecken püriert alles andere als berauschend, andere wiederum eignen sich hervorragend, können also auch wie Variante 1 zubereitet werden (z.B. Karotten, Ingwer und Sellerie. Oder Zucchini und Mais. Und vieles mehr). Da hat jeder seine eigenen Vorlieben und Abneigungen.

Wie schwer ist Fasten beim ersten Mal?

Fasten mag für alle, die es gar nicht kennen, beim ersten Mal ein Problem darstellen und sich im Kopf aufbauen wie eine unüberwindbare Hürde. Und beim zweiten Mal vielleicht auch noch. Aber schon beim dritten Mal gewöhnt sich der Körper daran. Auf einmal ist das Hungergefühl (das mitunter viel mit Gewohnheit zu tun hat) keine große Sache mehr. Glauben Sie mir: Haben Sie sich mit dem tageweisen Fasten erst mal angefreundet, kann es Ihnen echte Glücksmomente bescheren.

Wenn Sie in sich hineinhorchen, können Sie es regelrecht spüren, wie Ihre Zellen anfangen, sich selbst zu reinigen. Und wenn Sie nichts hören, dann machen Sie es doch wie die Menschen vergangener Jahrhunderte, die sich den Körper als komplexes Räderwerk vorgestellt haben. Stellen auch Sie sich vor, wie da drinnen alles ächzt und quietscht. Und wie die Zahnräder auf einmal wieder reibungsloser ineinandergreifen, wie ihr Lauf immer leichtgängiger wird. So, als würde der ganze Apparat Mensch frisch geschmiert. Oder, besser noch, von unnützem Ballast gesäubert.

Ein herrliches Gefühl! Und erst die Haut! Praktisch alle meine Testimonials sprachen – noch bevor sie auch nur ein Wort über ihr sinkendes Gewicht verloren – von ihrem fantastischen Hautbild, das sie auf einmal hatten. Die Haut war viel reiner und straffer, die Poren waren teils fast verschwunden oder stark reduziert, und der Teint war stark verbessert. Kurzum: Alle hatten das Gefühl, deutlich jünger auszusehen. Ein Befund, den sie auch von ihrem Umfeld bestätigt bekamen.

Fasten verjüngt.

Würzen – womit und wie viel?

Das war natürlich ein großes Thema bei der Entwicklung unseres Konzepts. Was ist ein No-Go? Und was soll erlaubt sein?

Öl oder Fett in rauen Mengen sollte natürlich nicht sein. Das ist klar. Aber es gibt ja so wunderbare Alternativen. Ich selbst würze für mein Leben gerne mit frischen Kräutern. Beim Gemüse-Wok habe ich oft auch ein wenig Sojasauce beigegeben. Natürlich, da ist Salz drinnen. Doch das ist vernachlässigbar. Von der Wertigkeit der Speisen geht deshalb nichts verloren. Außerdem gibt es eine herrliche Geschmacksnote. Dasselbe gilt für Fisch- beziehungsweise Austernsauce.

Werfe ich geschnippeltes Gemüse in den Wok, tritt Wasser aus. Es bildet sich rasch ein hauchdünner Film. Da brauche ich meist gar kein Öl oder Fett mehr – und wenn, tun es ganz kleine Mengen. Ein paar Tropfen genügen.

Kurkuma (habe ich entweder frisch oder als Pulver beigegeben) schmeckt ebenfalls fein – und hat so nebenher eine antibakterielle Wirkung. Kurkuma ist nicht nur ideal zum Würzen, man kann es auch so essen. Man sollte jedoch unbedingt langen Pfeffer beigeben. Ohne den Pfeffer kann der Körper nur knapp 5 Prozent des Kurkumas aufnehmen, mit Pfeffer hingegen erfolgt eine wesentlich bessere Verstoffwechselung.

Wie ein natürliches Antibiotikum wiederum wirken Petersilie und Basilikum. Auch diese beiden Kräuter habe ich sehr oft, frisch gehackt, beim Kochen verwendet.

Tipp: Habe ich zum Beispiel einen Tag lang nur grünes Gemüse (+ Blattsalat) gegessen, habe ich sehr wohl Olivenöl verwendet. Gezielt und dosiert. Eine halbe ausgepresste Zitrone, etwas Salz. Cremig rühren. Kräuter nach Bedarf. Traumhaft! Probieren Sie es aus.

Zeitmanagement & Küche

Der Zeitaufwand, hat meine Erfahrung gezeigt, ist minimal. Keinesfalls höher als sonst. Das ist ja auch einer der Punkte, der mich, abgesehen von den zweifelhaften Effekten, an den allermeisten Diäten so ärgert. Der Aufwand ist oft enorm.

Bei diesem Programm ist das nicht der Fall. Gemüse ist rasch geschnippelt und angebraten oder gedünstet. Pilze auch. Fisch/Fleisch desgleichen. Obst und Rohkost sind sofort bei der Hand. Die Nüsse sowieso. Und an den Tagen, wo Essen wie immer auf dem Programm steht, ändert sich auch nichts. Der Faktor Zeit ist keine Ausrede.

Lust, was Neues auszuprobieren?
Appetit bekommen?

Eigentlich spricht gar nichts dagegen, dass Sie das jetzt testen, oder?

Überwinden Sie Ihren inneren Schweinehund, tun Sie Ihrem Körper etwas Gutes. Falls Ihre eigene Motivation nicht ausreichend ist, überreden Sie Ihren Partner, Kollegen oder Freunde das Programm Spielend schlank – länger jung mit Ihnen gemeinsam anzupacken. Ihre Körper werden es Ihnen bis ins hohe Alter danken. Sie werden riesengroße Freude daran haben und die 40 Tage gerne mindestens einmal jährlich wiederholen.

Viel Spaß mit »Spielend schlank«, Sie werden nachher erleichtert sein, versprochen.

ESSEN WIE IMMER

Gönnen Sie sich ruhig mal Ihr Lieblingsessen – vom Wiener Schnitzel bis zum Kaiserschmarrn. Aber schlagen Sie nicht total über die Stränge.

ESSEN WIE IMMER

Gönnen Sie sich ruhig mal Ihr Lieblingsessen – vom Wiener Schnitzel bis zum Kaiserschmarrn. Aber schlagen Sie nicht total über die Stränge.

LÄNGER JUNG

I

SPIELEND SCHLANK

LÄNGER JUNG

I

SPIELEND SCHLANK

INTERVALLFASTEN

Essen wie immer – bloß bis 17 Uhr (oder früher). Von da an 16 Stunden nur trinken (Wasser, Tee, Kaffee, ungesüßt und ohne Milch).

INTERVALLFASTEN

Essen wie immer – bloß bis 17 Uhr (oder früher). Von da an 16 Stunden nur trinken (Wasser, Tee, Kaffee, ungesüßt und ohne Milch).

LÄNGER JUNG
I
SPIELEND SCHLANK

LÄNGER JUNG
I
SPIELEND SCHLANK

FASTENTAG

Keine feste Nahrung bis am nächsten Morgen. Getränke: Tee, Kaffee (ungezuckert, ohne Milch), Wasser.

FASTENTAG

Keine feste Nahrung bis am nächsten Morgen. Getränke: Tee, Kaffee (ungezuckert, ohne Milch), Wasser.

LÄNGER JUNG

I

SPIELEND SCHLANK

LÄNGER JUNG

I

SPIELEND SCHLANK

FISCH & GEMÜSE

ERSATZ:
HÜLSENFRÜCHTE

Vorzugsweise Süßwasserfisch oder Wildlachs. Das Gemüse dünsten oder z.B. im Wok braten.

FISCH & GEMÜSE

ERSATZ:
HÜLSENFRÜCHTE

Vorzugsweise Süßwasserfisch oder Wildlachs. Das Gemüse dünsten oder z.B. im Wok braten.

LÄNGER JUNG

I

SPIELEND SCHLANK

LÄNGER JUNG

I

SPIELEND SCHLANK

GEMÜSE & BEEREN

Das Gemüse dünsten oder z.B. im Wok braten. Beeren den ganzen Tag über – die Menge ist nicht so entscheidend.

SUPPENTAG

Die Grundregel lautet hier: Die Suppe darf nicht gebunden sein – also ohne Mehl kochen. Und ohne Schlagobers etc.

LÄNGER JUNG

I

SPIELEND SCHLANK

LÄNGER JUNG

I

SPIELEND SCHLANK

INTERVALLFASTEN

Essen wie immer – bloß bis 17 Uhr (oder früher). Von da an 16 Stunden nur trinken (Wasser, Tee, Kaffee, ungesüßt und ohne Milch).

INTERVALLFASTEN

Essen wie immer – bloß bis 17 Uhr (oder früher). Von da an 16 Stunden nur trinken (Wasser, Tee, Kaffee, ungesüßt und ohne Milch).

LÄNGER JUNG

II

SPIELEND SCHLANK

LÄNGER JUNG

II

SPIELEND SCHLANK

ESSEN WIE IMMER

Gönnen Sie sich ruhig mal Ihr Lieblingsessen – vom Wiener Schnitzel bis zum Kaiserschmarrn. Aber schlagen Sie nicht total über die Stränge.

INTERVALLFASTEN

Essen wie immer – bloß bis 17 Uhr (oder früher). Von da an 16 Stunden nur trinken (Wasser, Tee, Kaffee, ungesüßt und ohne Milch).

LÄNGER JUNG

II

SPIELEND SCHLANK

LÄNGER JUNG

II

SPIELEND SCHLANK

FASTENTAG

Keine feste Nahrung bis am nächsten Morgen. Getränke: Tee, Kaffee (ungezuckert, ohne Milch), Wasser.

ESSEN WIE IMMER

Gönnen Sie sich ruhig mal Ihr Lieblingsessen – vom Wiener Schnitzel bis zum Kaiserschmarrn. Aber schlagen Sie nicht total über die Stränge.

SPIELEND SCHLANK

II

LÄNGER JUNG

SPIELEND SCHLANK

II

LÄNGER JUNG

SUPPENTAG

Die Grundregel lautet hier: Die Suppe darf nicht gebunden sein – also ohne Mehl kochen. Und ohne Schlagobers etc.

FISCH & GEMÜSE

ERSATZ: HÜLSENFRÜCHTE

Vorzugsweise Süßwasserfisch oder Wildlachs. Das Gemüse dünsten oder z.B. im Wok braten.

LÄNGER JUNG

II

SPIELEND SCHLANK

LÄNGER JUNG

II

SPIELEND SCHLANK

GEMÜSE & BEEREN

Das Gemüse dünsten oder z.B. im Wok braten. Beeren den ganzen Tag über – die Menge ist nicht so entscheidend.

WURZELGEMÜSE, PILZE & NÜSSE

ERSATZ: REIS, SÜSSKARTOFFEL

Das Gemüse dünsten oder z.B. im Wok braten. Die Nüsse (ungesalzen, nicht geröstet) eher sparsam, sie haben viele Kalorien – eine kleine Handvoll genügt und macht satt.

LÄNGER JUNG

II

SPIELEND SCHLANK

LÄNGER JUNG

II

SPIELEND SCHLANK

ESSEN WIE IMMER

Gönnen Sie sich ruhig mal Ihr Lieblingsessen – vom Wiener Schnitzel bis zum Kaiserschmarrn. Aber schlagen Sie nicht total über die Stränge.

ESSEN WIE IMMER

Gönnen Sie sich ruhig mal Ihr Lieblingsessen – vom Wiener Schnitzel bis zum Kaiserschmarrn. Aber schlagen Sie nicht total über die Stränge.

LÄNGER JUNG

III

SPIELEND SCHLANK

LÄNGER JUNG

III

SPIELEND SCHLANK

INTERVALLFASTEN

Essen wie immer – bloß bis 17 Uhr (oder früher). Von da an 16 Stunden nur trinken (Wasser, Tee, Kaffee, ungesüßt und ohne Milch).

INTERVALLFASTEN

Essen wie immer – bloß bis 17 Uhr (oder früher). Von da an 16 Stunden nur trinken (Wasser, Tee, Kaffee, ungesüßt und ohne Milch).

SPIELEND SCHLANK

III

LÄNGER JUNG

SPIELEND SCHLANK

III

LÄNGER JUNG

FASTENTAG

Keine feste Nahrung bis am nächsten Morgen. Getränke: Tee, Kaffee (ungezuckert, ohne Milch), Wasser.

FASTENTAG

Keine feste Nahrung bis am nächsten Morgen. Getränke: Tee, Kaffee (ungezuckert, ohne Milch), Wasser.

SPIELEND SCHLANK

III

LÄNGER JUNG

SPIELEND SCHLANK

III

LÄNGER JUNG

SUPPENTAG

Die Grundregel lautet hier: Die Suppe darf nicht gebunden sein – also ohne Mehl kochen. Und ohne Schlagobers etc.

FISCH & GEMÜSE

ERSATZ: HÜLSENFRÜCHTE

Vorzugsweise Süßwasserfisch oder Wildlachs. Das Gemüse dünsten oder z.B. im Wok braten.

LÄNGER JUNG

III

SPIELEND SCHLANK

LÄNGER JUNG

III

SPIELEND SCHLANK

GEMÜSE & BEEREN

Das Gemüse dünsten oder z.B. im Wok braten. Beeren den ganzen Tag über – die Menge ist nicht so entscheidend.

WURZELGEMÜSE, PILZE & NÜSSE

ERSATZ: REIS, SÜSSKARTOFFEL

Das Gemüse dünsten oder z.B. im Wok braten. Die Nüsse (ungesalzen, nicht geröstet) eher sparsam, sie haben viele Kalorien – eine kleine Handvoll genügt und macht satt.

LÄNGER JUNG

III

SPIELEND SCHLANK

LÄNGER JUNG

III

SPIELEND SCHLANK

ESSEN WIE IMMER

Gönnen Sie sich ruhig mal Ihr Lieblingsessen – vom Wiener Schnitzel bis zum Kaiserschmarrn. Aber schlagen Sie nicht total über die Stränge.

ESSEN WIE IMMER

Gönnen Sie sich ruhig mal Ihr Lieblingsessen – vom Wiener Schnitzel bis zum Kaiserschmarrn. Aber schlagen Sie nicht total über die Stränge.

LÄNGER JUNG
SPIELEND SCHLANK

LÄNGER JUNG
SPIELEND SCHLANK

INTERVALLFASTEN

Essen wie immer – bloß bis 17 Uhr (oder früher). Von da an 16 Stunden nur trinken (Wasser, Tee, Kaffee, ungesüßt und ohne Milch).

INTERVALLFASTEN

Essen wie immer – bloß bis 17 Uhr (oder früher). Von da an 16 Stunden nur trinken (Wasser, Tee, Kaffee, ungesüßt und ohne Milch).

LÄNGER JUNG

SPIELEND SCHLANK

LÄNGER JUNG

SPIELEND SCHLANK

FASTENTAG

Keine feste Nahrung bis am nächsten Morgen. Getränke: Tee, Kaffee (ungezuckert, ohne Milch), Wasser.

FASTENTAG

Keine feste Nahrung bis am nächsten Morgen. Getränke: Tee, Kaffee (ungezuckert, ohne Milch), Wasser.

LÄNGER JUNG

SPIELEND SCHLANK

LÄNGER JUNG

SPIELEND SCHLANK

SUPPENTAG

Die Grundregel lautet hier: Die Suppe darf nicht gebunden sein – also ohne Mehl kochen. Und ohne Schlagobers etc.

FISCH & GEMÜSE

ERSATZ: HÜLSENFRÜCHTE

Vorzugsweise Süßwasserfisch oder Wildlachs. Das Gemüse dünsten oder z.B. im Wok braten.

LÄNGER JUNG

AI

SPIELEND SCHLANK

LÄNGER JUNG

AI

SPIELEND SCHLANK

GRÜNES GEMÜSE

Das Gemüse dünsten oder z.B. im Wok braten.

OBSTTAG

Fast alles ist erlaubt. Meiden Sie jedoch am besten Bananen.

LÄNGER JUNG

SPIELEND SCHLANK

LÄNGER JUNG

SPIELEND SCHLANK

REGISTER